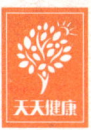

10分钟快速祛病

拍打经络祛百病

孙呈祥 ◎ 主编

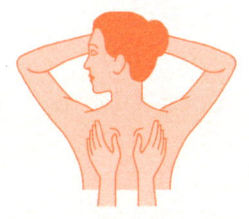

山西出版传媒集团
山西科学技术出版社

图书在版编目(CIP)数据

拍打经络祛百病/孙呈祥主编.—太原：山西科学技术出版社，2014.7（2024.10重印）

（天天健康·10分钟快速祛病）

ISBN 978-7-5377-4857-5

Ⅰ.①拍… Ⅱ.①孙… Ⅲ.①经络-按摩疗法（中医）Ⅳ.①R244.1

中国版本图书馆CIP数据核字（2014）第124251号

10分钟快速祛病
拍打经络祛百病
PAIDA JINGLUO QU BAI BING

主　　编	孙呈祥		
出版策划	阎文凯	责任编辑	杨兴华
文图编辑	丰叶青	美术编辑	吴金周
出　　版	山西出版传媒集团·山西科学技术出版社 （太原市建设南路21号　邮编：030012）		
发　　行	山西出版传媒集团·山西科学技术出版社 （电话：0351-4922121）		
印　　刷	天津市光明印务有限公司		
开　　本	787毫米×1092毫米　1/32　印张：8		
字　　数	150千字		
版　　次	2014年7月第1版		
印　　次	2024年10月第5次印刷		
书　　号	ISBN 978-7-5377-4857-5		
定　　价	39.00元		

如发现印、装质量问题，影响阅读，请与发行部联系调换。

前言

医学的发展给人们带来了很大好处，许多传染病、急性病得到了有效控制，也提高了人们的平均寿命。然而，在经历了医学的辉煌发展之后，人们发现，疾病并没有因为医学的繁荣发展而减少，而是在不断地转化，并且趋于复杂化，这与滥用药物不无关系。生态环境、社会环境的许多变化也在有意无意间损害着我们的健康，使得疾病表现出露骨的"人为疾病"的痕迹。

我们不能寄希望于医学的发展能够治疗一切疾病，也因此，越来越多的人力图寻求更加健康、更加天然绿色的方法来守护健康和治疗疾病。在诸多养生和治病的方法中，经络穴位以其奇特的功效和简单易学的操作方法越来越受到人们的认可并付诸实践。

经络"内属于脏腑，外络于肢节"，对人体起着沟通内外、抗御病邪的作用，而穴位是人体脏腑、经络之气输注于体表的特殊部位。经络穴位可以感应传导信息以调节人体各部分功能，使之平衡协调，可以说，经络是我们身体里的"灵丹妙药"，是最经济实用的健康养生大法，身体是否健壮及寿命的长短都与它息息相关。

平时我们走路时间过长或者感觉双腿发沉时，经常会用手捶捶腿，其实这就是无意识地敲打经络，从而让腿部的肌肉和神经放松下来。当我们的身体内部出现问题时，也会在身体表面产生异常状况，用手触摸会有压痛或者硬块，这时就需要我们找准病因，及时敲打经络，防病治病。

经络的功能是"沟通"，也只有保持畅通才能发挥其生理作用，经络不通，不管怎样的外部保健也只能治标不治本。人之所以生病，最根本的原因在于身体里的经络运行不畅，就像道路上发生了堵车现象，疾病自然找上门来了，而保持经络畅通最简单而行之有效的方法就是按摩。本书从经络的基础知识讲起，对经络按摩祛病法进行详细阐述，为60多种常见疾病量身推荐经络祛病方法，为了尽可能清晰地展示按摩的操作过程，某些按摩手法在拍摄中采用了特定的姿势。

按摩是适用于全家老少的简易保健法，动动手指，你会发现，获得健康其实很简单。希望本书能给大家带去最简单实用的保健方法，为您和家人的健康尽一份力！

第一章

十四经脉，人体的愈病通道

1

- 经络是人体的医魂／2
- 手太阴肺经，肺脏健康的晴雨表／4
- 手阳明大肠经，人体血液的清道夫／6
- 足阳明胃经，气血生化之路／8
- 足太阴脾经，治疗慢性病的关键／10
- 手少阴心经，可以助你清心除烦／12
- 手太阳小肠经，让你生机盎然／14
- 足太阳膀胱经，人体排毒通道的掌控者／16
- 足少阴肾经，强壮一生的经络／18
- 手厥阴心包经，为心血管保驾护航／20
- 手少阳三焦经，平衡内分泌的通调大脉／22
- 足少阳胆经，改善身心亚健康状况／24
- 足厥阴肝经，助你消解生活压力／26
- 督脉，是统帅阳气之脉／28
- 任脉，掌管生殖妊养的人体大脉／30
- 经气的流注／32

第二章

轻松一按，跟常见病痛说再见

33

- 失眠／34
- 神经衰弱／38
- 牙痛／41

- 偏头痛／44
- 视神经萎缩／48
- 过敏性鼻炎／52
- 喉咙痛／56
- 耳鸣耳痛／60
- 感冒／62
- 咳嗽／66
- 心悸／70
- 呃逆／74
- 恶心、呕吐／76
- 胃痛／80
- 便秘／83
- 痔疮／87

第三章
每日十分钟，按摩调理慢性病
91

- 慢性腹泻／92
- 腹痛腹胀／96
- 慢性肝炎／100
- 慢性胃炎／104
- 慢性胆囊炎／106
- 慢性阑尾炎／108
- 慢性支气管炎／110
- 慢性支气管哮喘／112
- 梅尼埃综合征／116
- 慢性疲劳综合征／118

- 抑郁症／120
- 肾虚早衰／122
- 肥胖症／124
- 糖尿病／126
- 高血压／130
- 中风后遗症／134
- 低血压／137

第四章
舒筋活血，祛除筋骨肌肉痛
141

- 颈椎病／142
- 肩周炎／145
- 风湿痛／148
- 手臂痛／152
- 腕关节扭伤／156
- 腰背痛／160
- 腰肌劳损／164
- 急性腰扭伤／168
- 膝关节痛／172
- 小腿肚抽筋／176
- 踝关节扭伤／179
- 跟腱炎／182
- 足跟痛／185
- 肋间神经痛／188
- 三叉神经痛／192

第五章
夫妻按摩，告别难言之隐 195

- 月经不调／196
- 痛经／200
- 经前紧张综合征／204
- 白带异常／210
- 不孕症／213
- 产后腰腹痛／217
- 乳腺增生／221
- 急性乳腺炎／225
- 更年期综合征／229
- 遗精／231
- 阳痿、早泄／235
- 慢性前列腺炎／239
- 性冷淡／243

第一章 十四经脉,人体的愈病通道

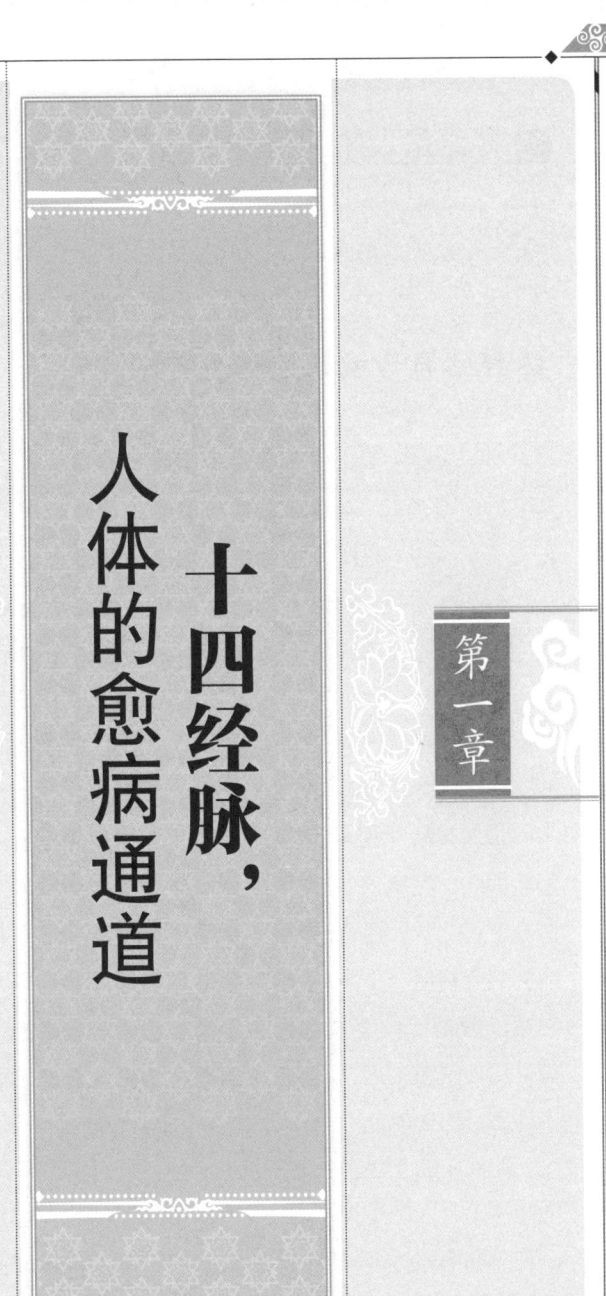

经络是人体的医魂

经络是我们身体里的灵丹妙药，是一学就会、一用就灵的健康养生大法。身体是否健壮、寿命的长短都与它息息相关，善用经络就是善待自己，善待家人。

经络自古就用于保健疗疾

经络的重要意义在《黄帝内经》中已有非常明确的阐述："经脉者，所以能决死生，处百病，调虚实，不可不通。"（《灵枢·经脉篇》）"经脉者，人之所以生，病之所以成，人之所以治，病之所以起，学之所始，工之所止也。"（《灵枢·经别篇》）懂得养生的古人把经络看成是生命的半边天。熟识经络来调气养生，使宗气振奋，营卫畅通，元气充沛，就能够神气十足地健康生活，且能抗衰老、防疾病。它既可以增强自身功能，又是适应自然的捷径。因此，现代也有学者将经络称作"人体的医魂"。

其实经络并非人们想象得那么玄妙。经络是由经脉和络脉组成的，经就是干线，络就是旁支。人体有12条主干线，以及任督二脉，还有无数条旁经脉，和络脉纵横交错，在人体内共同构成一个环流网状系统，遍布于全身的各个部位。它不仅分布于体表，而且进入体内，与脏腑相连，循环往复，周而复始，运行不息，担负着运送全身气血、沟通人体内外上下的功能。

所谓十二正经为：六脏（心、肝、脾、肺、肾五脏，再加心包）、六腑（胃、小肠、大肠、膀胱、胆、三焦）。每个脏腑都连接着一条经络，一共12条经络，其走向在四肢两侧，基本对称，掌控着心、肝、脾、肺、肾、胆、大肠、小肠等诸多器官的正常运行。只要我们掌握了这些经络穴位及正确的疏通刺激方法，就能把健康把握在自己手中。因此，"不诵十二经络，开口动手便错"这句话不仅是学医者的至理名言，也是珍爱生命者的养生真理。

经络畅通，百病不生

传统中医学特别强调经络穴位的重要性。经络是人体气血流行的通道，它内连于脏腑，外达于四肢，是内在脏腑与外在四肢穴位的联系通道。人体不适多由经络气血不畅或不足引起。按摩时，刺激外在的穴位，可激发经络的经气，并通过经气运行将这种信息传达到内脏，从而对内脏产生调整作用。按摩穴位时的酸、麻、胀、痛感觉可沿着经络传导到病变的部位，传统称为"得气"，现在称为"循经感传"。按摩时若出现循经感传，气血通畅，则会有良好的治疗效果。当然，没有循经感传并不意味着没有效果，这要看各人的体质情况。身体敏感程度不同，其"得气"的感觉是不同的。但只要刺激经络穴位，都会产生一定的调整作用。因此，按摩时找准经络穴位，可取得更好的疗效。

造成经络气血不畅或不足的原因大致分为外因和内因。所谓外因，是指寒冷、湿气、季节变换、天气变化等随时变化着的自然环境因素。所谓内因，是指人自身的感情、情绪变化，即所谓的"七情"——喜、怒、忧、思、悲、惊、恐。这些外因或内因，使人体经络气血滞留，导致内脏或体内其他组织异常，从而出现各种症状。

手太阴肺经，肺脏健康的晴雨表

手太阴肺经简称"肺经"，它就像晴雨表一样，能反映肺脏功能的正常与否。该经属肺，其主要功能是帮助肺气宣发和肃降，调理全身气血的正常运行，是人体重要的经脉。它不仅反映肺脏的疾病和健康状况，而且能够起到保健和治疗的作用。如果肺脏有病，肺经会如实地把变快、变慢甚至停止工作的信息反映给自身，但前提是我们能读懂信息，争取做到"察外知内，见微知著""不治已病治未病"，就是要练就一身能发现疾病、调节疾病的功夫，把肺脏的健康掌握在自己的手中。

体表循行

从胸前壁外上方，沿上肢内侧前缘下行，止于拇指桡侧端，其支脉从腕后到食指桡侧端，与手阳明大肠经相接。

体内联系

起于中焦，属肺，络大肠，与肺、鼻、喉咙有联系。

主治概要

肺系疾病：咳嗽、气喘、咽喉肿痛、咯血、胸痛；外经病：肩背痛、肘臂挛痛、手腕痛。

本经腧穴

中府、云门、天府、侠白、尺泽、孔最、列缺、经渠、太渊、鱼际、少商。可用趣记：中云天开尺口列，渠渊鱼少。

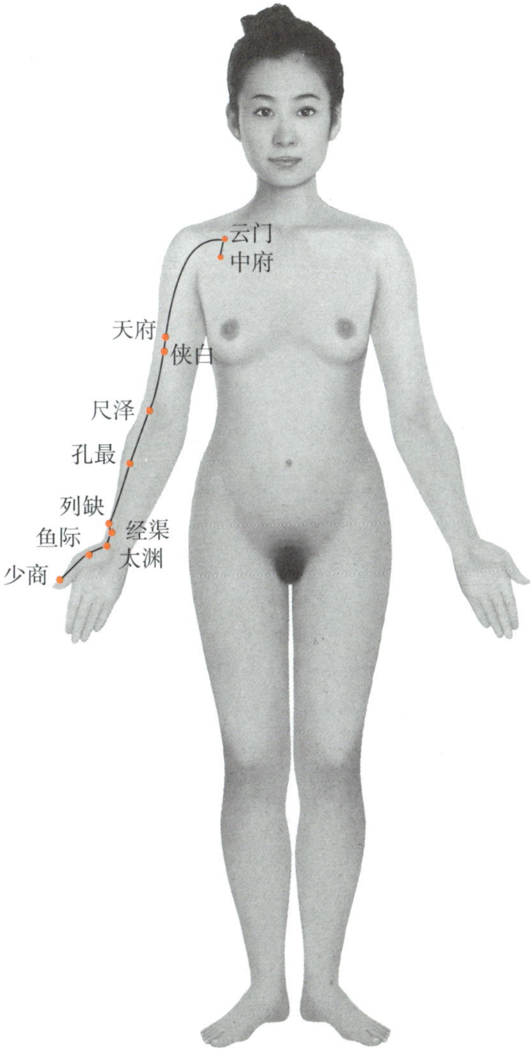

◆手太阴肺经

手阳明大肠经，人体血液的清道夫

手阳明大肠经是肺脏和皮肤的守护神，它能帮助肺脏把浊气及时排泄出去，从而维护肺脏的健康；也能帮助人体把淤积在体内的毒素清理干净，有效地防治皮肤病。总之，它就像一个天使，时刻庇佑在我们身边，维护着我们的肺脏，呵护着我们的肌肤。如果你还在为青春痘等皮肤问题而心烦意乱的话，就有必要了解一下我们可敬的大肠经了。

体表循行

起于食指桡侧端商阳穴，沿上肢外侧前缘上行，至肩、颈、面颊，左右交会于人中穴，止于对侧鼻翼旁的迎香穴（交胃经）。

体内联系

属大肠，络肺，并与鼻、下齿有联系。

主治概要

头面五官疾患、热病、皮肤病、肠胃病、神志病以及经脉循行部位的其他疾病。

本经腧穴

商阳、二间、三间、合谷、阳溪、偏历、温溜、下廉、上廉、手三里、曲池、肘髎、手五里、臂臑、肩髃、巨骨、天鼎、扶突、口禾髎、迎香。

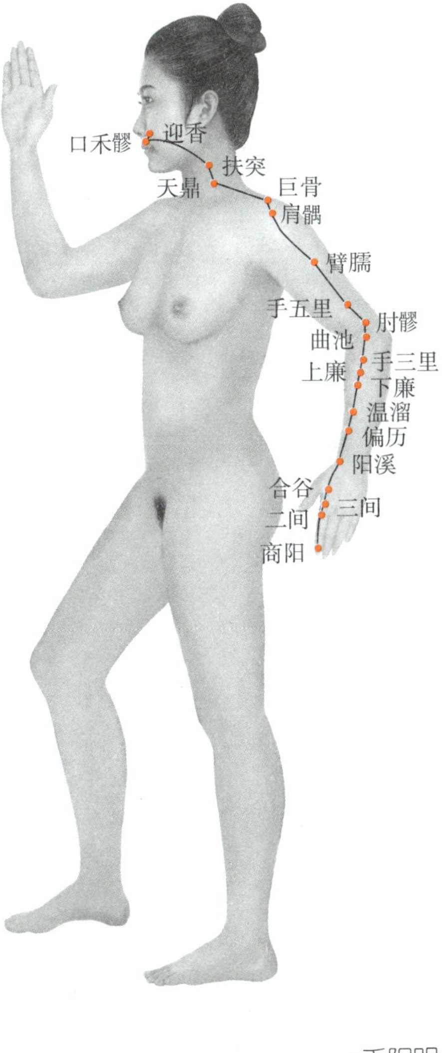

◆手阳明大肠经

足阳明胃经,气血生化之路

爱吃,能吃,还能消化,这是一种难得的福气。然而俗话说得好,"人吃五谷杂粮,哪有不生病的",其实我们身体的很多病都是吃出来的,是损伤脾胃引起的。一旦脾胃有病,身体倦怠、缺乏元气、皮肤黑黄、嘴唇干裂、发声无力、精神不振、闷闷不乐、坐立难安等症状全都会找上门来。请关注胃经吧,它是胃肠功能的庇护者。

体表循行

起于眶下缘(承泣穴),至嘴角,沿耳前上行至前额角(头维穴),延颊下行至胸前正中线旁开4寸,至腹正中线旁开2寸,再至下肢外侧前缘,止于第2趾外侧端(厉兑穴),足背分出至大趾内侧端,交脾经。

体内联系

属胃,络脾,并与喉咙、唇、上齿、眼、鼻、耳、乳部有联系。

主治概要

胃肠不适、头面五官疾病、神志疾病及皮肤病;局部及经脉所过部位的病痛。

本经腧穴

承泣、四白、巨髎、地仓、大迎、人迎、水突、乳中、天枢、伏兔、阴市、梁丘、足三里、丰隆、冲阳、陷谷、内庭、厉兑等。

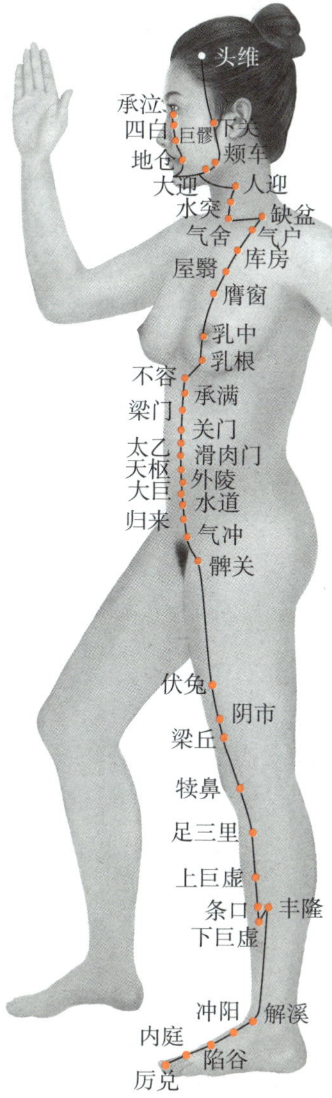
头维
承泣
四白
巨髎
下关
颊车
地仓
大迎
人迎
水突
缺盆
气舍
气户
库房
屋翳
膺窗
乳中
乳根
不容
承满
梁门
关门
太乙
滑肉门
天枢
外陵
大巨
水道
归来
气冲
髀关
伏兔
阴市
梁丘
犊鼻
足三里
上巨虚
条口
丰隆
下巨虚
冲阳
解溪
内庭
陷谷
厉兑

◆足阳明胃经

足太阴脾经，治疗慢性病的关键

脾脏，位于胃的左下，人体的左侧。中医所说的"脾"与西医所说的"脾"意义相差很大。中医认为，脾主统血、主运化。脾能够统摄全身的血液，使血液行其道——行于动、静脉血管内，而不致血液溢出脉管外；脾能够运化水谷精微，协助胃，促进胃的消化功能，并把消化后的食物输送到全身。脾脏功能失调，就会出现紫癜（血液溢出血管外）、血虚、腹胀、腹泻、营养不良、水肿等病症。脾与胃通过经络相互联系，构成表里关系，脾经为里，胃经为表。脾经属于脾，能够协调脾的功能，主治脾脏以及脾功能失调引起的疾病。

体表循行

起足大趾内侧（隐白穴），至内踝前，上行腿肚，经膝股部内侧前缘，入腹部，过膈上行，散舌下。

体内联系

属脾络胃，与膈、咽喉（食道）、舌、心有联系。

主治概要

脾胃病、妇科病、前阴病及经脉循行部位的其他疾病。

本经腧穴

隐白、大都、太白、公孙、商丘、三阴交、漏谷、地机、阴陵泉、血海、箕门、冲门、府舍、腹结、大横、腹哀、食窦、天溪、胸乡、周荣、大包，共21穴，左右合42穴。

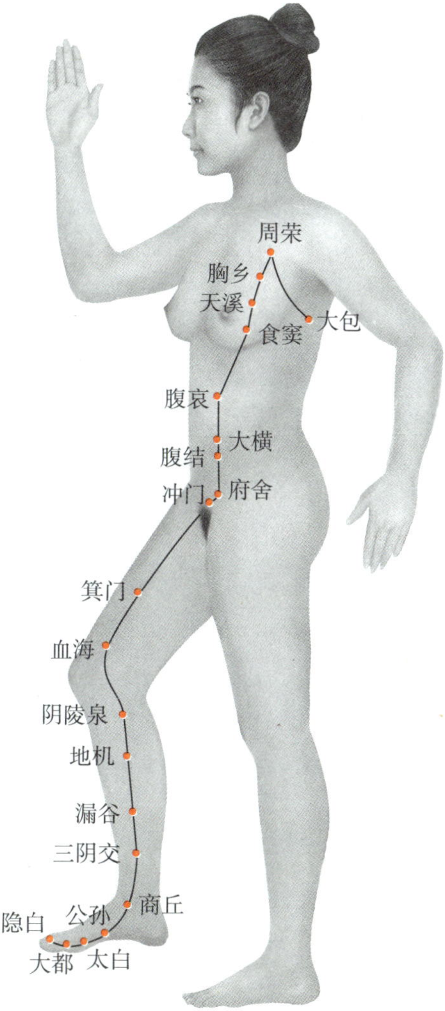

◆足太阴脾经

手少阴心经,可以助你清心除烦

心脏是人体的君主,主宰人体的各项生理功能,五脏六腑都唯心命是从。这些说法看似不合情理,可事实就是如此。用现代医学来解释也是行得通的,心脏是运行血液的器官,人体各器官组织若要发挥正常作用,必须要由心脏来供给血液,如果心脏不能及时地供给各个脏腑器官血液,那么它们的生理功能势必会受到影响,严重者会丧失生理功能。所以我们的先人说"心者,五脏六腑之大主也",或者说"主不明则十二官危",这是非常智慧的说法。心主血脉,心藏神,如果心脏出现了问题,就会表现为血脉运行不畅,胸痛和神志出现异常等症状。

体表循行

起于腋窝的极泉穴,循于上肢内侧后缘,至掌后骨部,入掌内,止于小指桡侧端少冲穴(交小肠经)。

体内联系

属心,络小肠,并与肺、咽喉、眼有联系。

主治概要

心、胸、神志及经脉循行部位的其他疾病。

本经腧穴

极泉、青灵、少海、灵道、通里、阴郄、神门、少府、少冲。

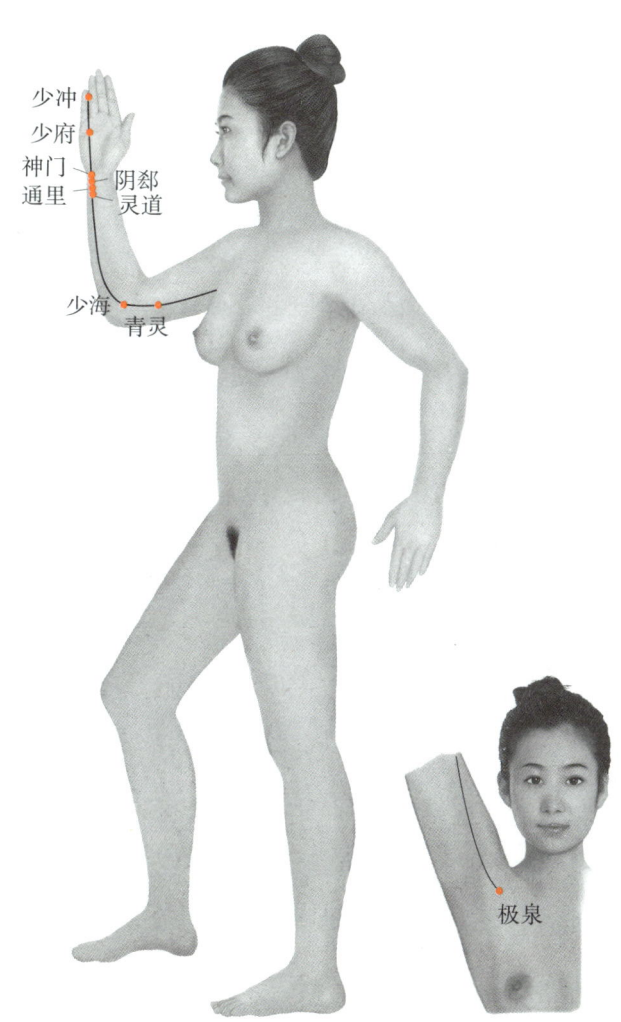

◆手少阴心经

手太阳小肠经，让你生机盎然

中医有"小肠主液"之说，这是因为小肠能泌别清浊，参与了人体的水液代谢。小肠的这种功能决定了小肠经的治疗范围，凡与"液"有关的疾病，都可以先从小肠经来寻找解决办法。所以，手太阳小肠经是手到病除的"液病杀手"。小肠就如同筛网一样，在人体中起到过滤的作用，从胃部下来的食物清浊混杂，到达小肠这个筛网过滤后，把清澈的津液以及有用的营养物质过滤出来，吸收后随血液流遍全身，以营养各个脏腑器官。

体表循行

起于手小指尺侧端（少泽穴），循行于上肢外侧后缘，绕行肩胛部，从颈部经面颊到目外眦，止于耳前听宫穴，分支从面颊抵鼻，止于目内眦（交膀胱经）。

体内联系

属小肠，络心，并与胃、食管、目、耳有联系。

主治概要

本经主治头项、五官病症，热病、神志疾患及本经循行部位的其他疾病。

本经腧穴

少泽、前谷、后溪、腕骨、阳谷、养老、支正、小海、肩贞、臑俞、天宗、秉风、曲垣、肩外俞、肩中俞、天窗、天容、颧髎、听宫。

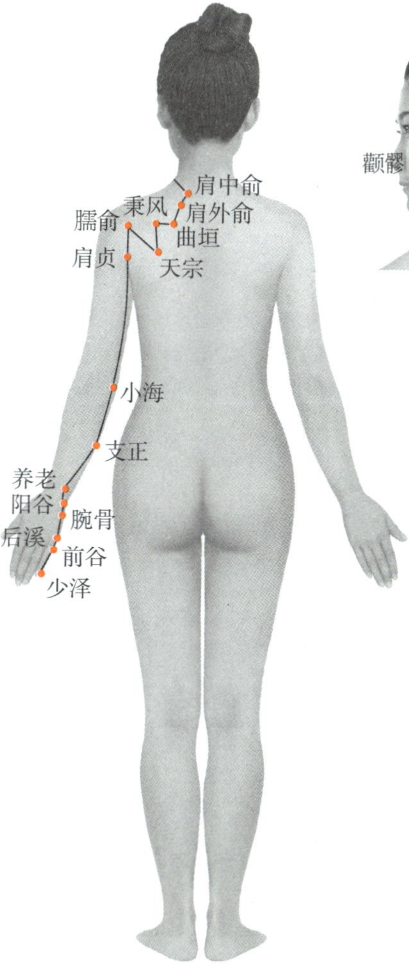

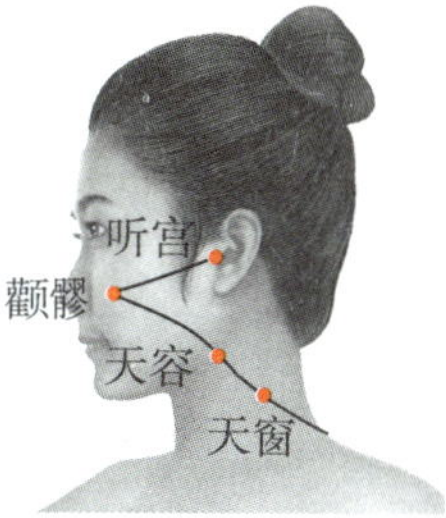

◆手太阳小肠经

足太阳膀胱经，人体排毒通道的掌控者

膀胱经是十四经络中最长的一条经脉，也是穴位最多的经脉，它的通畅与否直接掌控着我们身体内毒素的排泄，绝不能忽略。如果这个掌控者发生异常，会影响全身毒素的排泄，从而出现头痛、头重、全身肌肉酸痛、脸部皮肤无光泽、耳鸣、容易疲劳、精神欠佳等症状。我们可通过刺激膀胱经上的穴位，消除和缓和各种不舒服感。

体表循行

起于目内眦旁的睛明穴沿头至下项，沿背腰骶中线旁3寸至股外侧后缘，再至小腿外侧后缘，下外踝后，止于足小趾外侧端的至阴穴（交于肾经）。

体内联系

属膀胱，络肾，并联络眼、脑、耳部。

主治概要

头面五官、项、背、腰、下肢部病症及神志病。背部第一侧线的背俞穴及第二侧线相平的腧穴，主治与其相关的脏腑疾病和有关的组织器官疾病。

本经腧穴

睛明、攒竹、大杼、肺俞、心俞、肾俞、承扶、志室、承山、金门等。

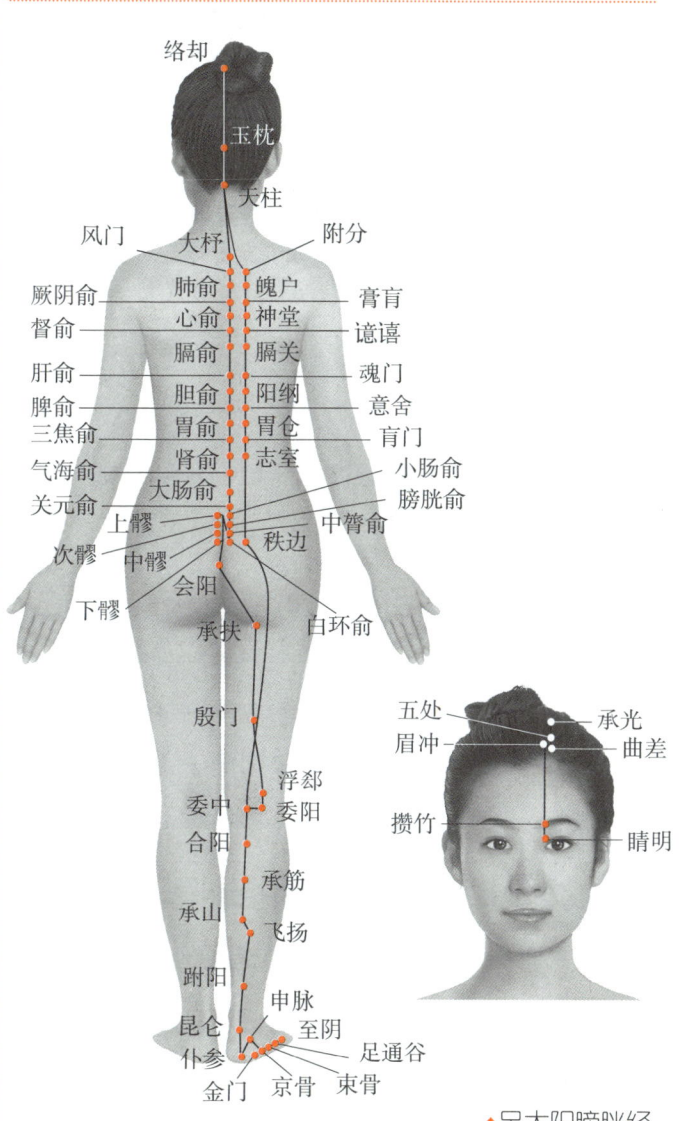

◆足太阳膀胱经

足少阴肾经，强壮一生的经络

中医认为肾脏是人体最重要的脏器之一，有"先天之本"之称。肾的主要生理功能是藏精，这是推动人体生命活动的基本物质。肾经就是肾脏所主之经，它的气血运行通畅与否直接关系到肾藏精的功能，同时也影响脏腑的阴阳，因此是决定人生老病死的关键。如果我们想要提高生活质量，健康长寿，就必须经常按摩肾经，使经脉气血通畅。

体表循行

起于足底涌泉穴，绕内踝后，至下肢内侧后缘，自腹正中线旁开0.5寸至胸正中线旁开2寸，止于锁骨下缘的俞府穴（分支从肺中分出，交心包经）。

体内联系

属肾，络膀胱，并与肝、肺、心、喉咙、舌根有联系。

主治概要

妇科病、前阴病、肾脏病以及与肾脏有关的肺、心、肝、脑病及咽喉、舌等经脉循行经过部位的其他疾病。

本经腧穴

涌泉、然谷、太溪、大钟、水泉、照海、复溜、阴谷、横骨、大赫、气穴、四满、商曲、幽门、步廊、神封、灵墟、神藏、彧中、俞府等。

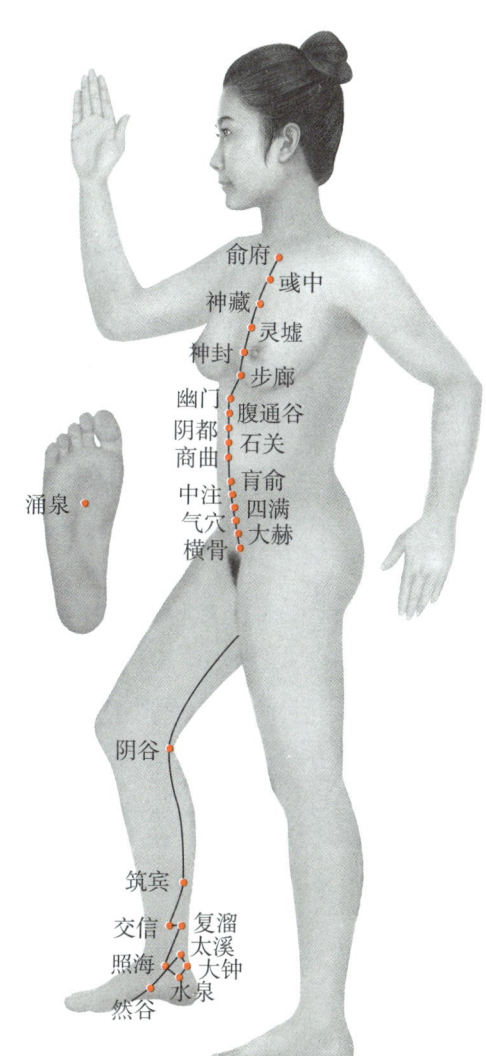

◆足少阴肾经

手厥阴心包经，为心血管保驾护航

中医讲心包经，简称"心包"，亦称"膻中"，是包在心脏外面的包膜，具有保护心脏的作用。古代医家认为，心为人身之君主，不得受邪，若外邪侵心，则心包经当先受病。《黄帝内经》有曰："心者，五脏六腑之大主，精神之所舍，其脏坚固，邪弗能容；诸邪之在于心者，皆在心之包络，包络者，心之主脉也。"故，要治心脏疾病，从心包入手方为得法。如果要防止外邪逆传心包，而出现昏迷、胡言乱语等状，就请合理应用我们的心包经吧，它为心包所属，是一条救命的经络。

体表循行

从胸部抵腋下，沿上肢内侧正中下行，止于中指端。支脉从掌中至无名指尺侧端，与手少阳三焦经相接。

体内联系

属心包，络上、中、下焦。

主治概要

心胸病：心痛，心悸，心烦，胸闷，胸痛。神志病：不寐，多梦，癫痫，小儿高热惊厥。外经病：肘臂痛，掌心热。

本经腧穴

天池、天泉、曲泽、郄门、间使、内关、大陵、劳宫、中冲。

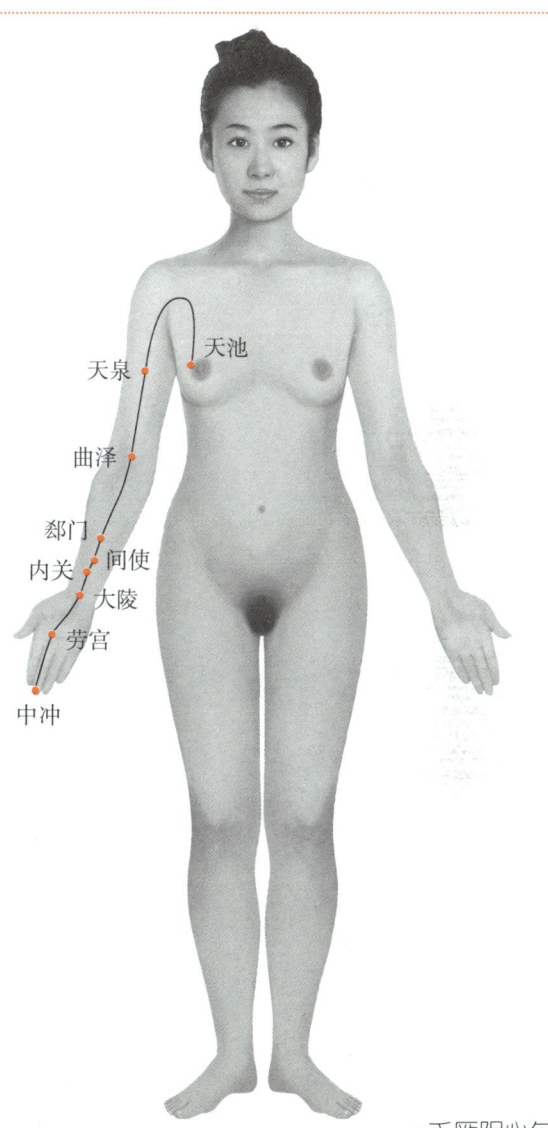

◆手厥阴心包经

手少阳三焦经，平衡内分泌的通调大脉

三焦到底是什么？中医将它作为六腑之一，腑就是容器腔。胃是一个容器腔，肠也是一个容器腔，三焦就是把五脏六腑都包括在里面的大腔。因此，三焦是人体最大的一个腑，主一身之气，说白了就是调气的大通道。三焦又为水道，若三焦受邪，则气机不畅，腑气不通，津液不下，而成便秘。

体表循行

起于无名指尺侧端关冲穴，至手背，转上肢外侧正中，依次按肩、颈、耳后、耳前走，止于眉梢的丝竹空穴，于目外眦交胆经。

体内联系

属上、中、下三焦，络心包，并与耳、眼有联系。

主治概要

主治头侧、耳、目、咽喉、胸肋部疾病和热病，如偏头痛、胁肋痛、耳鸣、耳聋、目痛、咽喉痛及经脉循行部位的病变。

本经腧穴

关冲、液门、中渚、阳池、外关、会宗、支沟、三阳络、四渎、天井、清冷渊、消泺、臑会、肩髎、天髎、翳风、丝竹空等。

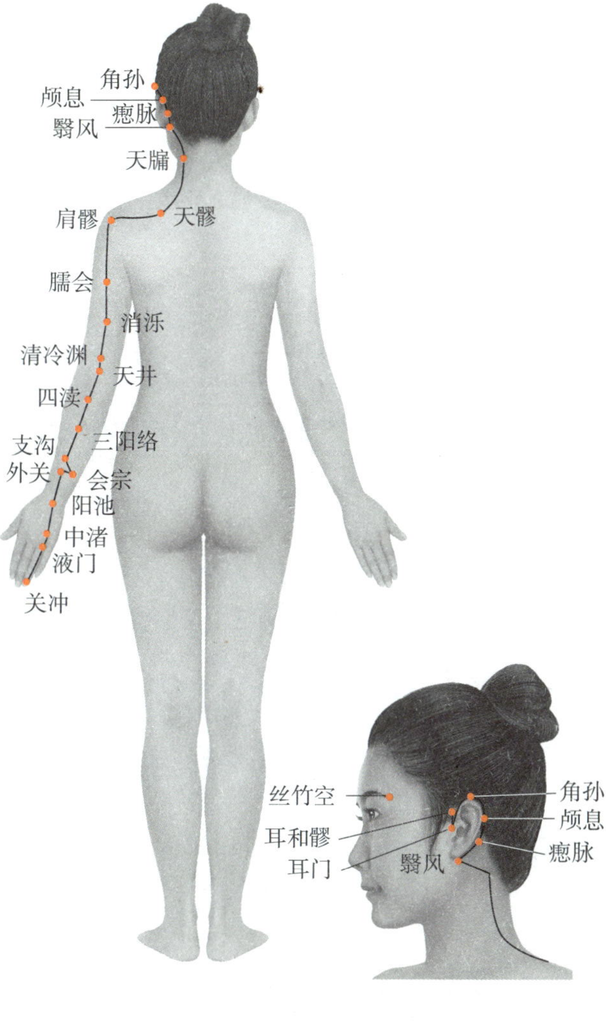
角孙
颅息
瘈脉
翳风
天牖
肩髎
天髎
臑会
消泺
清冷渊
天井
四渎
三阳络
支沟
外关
会宗
阳池
中渚
液门
关冲
丝竹空
角孙
颅息
耳和髎
瘈脉
耳门
翳风

◆手少阳三焦经

足少阳胆经，改善身心亚健康状况

胆经是一条能锻炼我们决策力的经络，是我们勇往直前的催化剂。中医认为胆主决断，即指胆有判断事物、做出决定措施的功能。肝胆在脏腑关系上互为表里，肝主谋虑，胆主决断，相互配合，使我们能进行正常的思维活动，我们常将勇敢的人称为"有胆量"，可见胆与人的决断能力有密切的关系。

体表循行

起于目外眦旁瞳子髎穴，绕耳前后、头侧、颈、胸、腹侧面，至下肢外侧正中及外踝前，止于第4趾外侧端足窍阴穴。足背分出至足大趾交肝经。

体内联系

属胆，络肝。与目、耳有联系。

主治概要

主治侧头、目、耳、咽喉病、神志病、热病及经脉循行部位的其他疾病。

本经腧穴

瞳子髎、听会、上关、率谷、天冲、阳白、风池、肩井、环跳、风市、中渎、膝阳关、阳陵泉、阳交、外丘、光明、阳辅、悬钟、丘墟、足临泣、地五会、侠溪、足窍阴等。

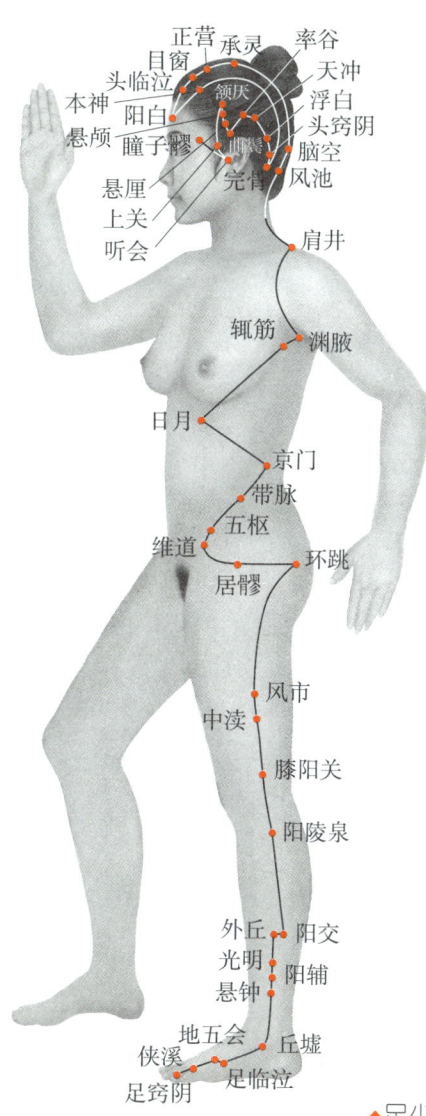

◆足少阳胆经

足厥阴肝经，助你消解生活压力

肝经是我们体内身怀绝技的治病高手。我们可以通过调节肝经保持全身气血畅达，避免因气机阻滞而出现胸肋、小腹的胀痛不适；可以保证脾胃的正常，减少因脾胃升降失调而出现的呃逆、呕吐；还可以保持情绪的正常，摆脱因肝气不舒而出现的郁郁寡欢、暴怒、发火；还可以使男子排精通畅，女子月经规律，从而保障生殖功能的健全。

体表循行

足厥阴肝经起于足大趾内侧端，从足背经内踝前，沿胫骨内侧上行，在内踝上8寸交到脾经的后面，再沿大腿内侧中间上行，绕阴器，经小腹，止于乳头下第6肋间。

体内联系

属肝，络胆，连目系，与督脉会于巅顶。支脉从目系下颊部，环口唇。肝部支脉上膈，注入肺中。

主治概要

本经主治肝、胆、脾、胃部疾病，妇科病，前阴病及经脉循行部位的其他病症。

本经腧穴

大敦、行间、太冲、中封、蠡沟、中都、膝关、曲泉、阴包、足五里、阴廉、急脉、章门、期门。

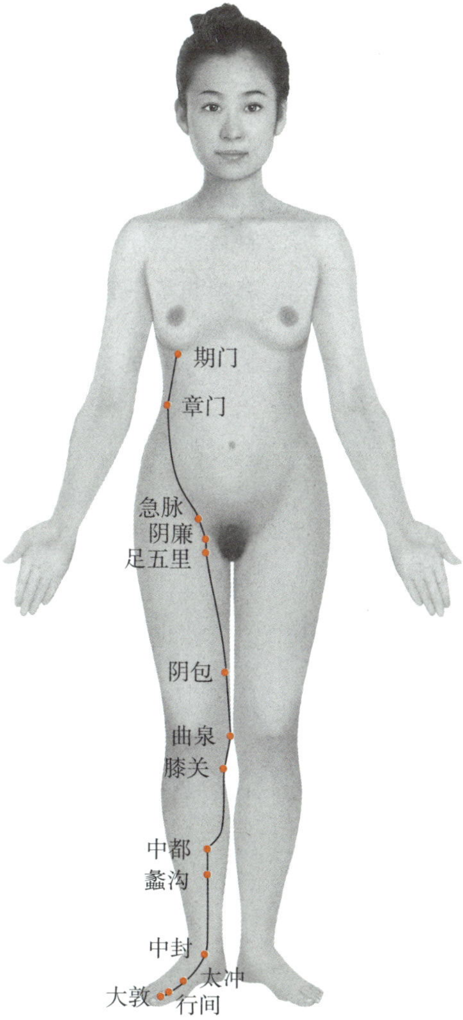

期门
章门
急脉
阴廉
足五里
阴包
曲泉
膝关
中都
蠡沟
中封
大敦 太冲
行间

◆足厥阴肝经

督脉，是统帅阳气之脉

督脉的"督"字有两种解释：其一是"总督""统领"的意思；其二是"中央之材"的意思。这两种解释都体现了督脉的重要性。督脉循行于背部正中线，多次与手足三阳经及阳维脉交会（多集中于大椎穴），为阳脉之总纲。有总督、统领阳脉，调节阳经气血，主导一身阳气功能活动的作用。督脉所联络的脏器，以肾、脊髓、脑为主。在生理功能上，它们相互作用，有着不可分割的关系。一方面，人身阴阳元气皆出入于肾，督脉循腰络肾，连系命门，督脉的脉气部分源于肾，脉气充盈也能养肾，所以说是相互作用；另一方面，肾主骨生髓，脊髓上通于脑，脑为髓之海，又称"元神之府"，督脉贯脊而上，直系脑户，直接影响脑与脊髓的生理功能。

体表循行

起于小腹内，下出于会阴部，向后行于脊柱的内部，上达项后风府，进入脑内，上行巅顶，沿前额下行至鼻柱。

主治概要

中风、昏迷、热病、头面病、神志病、脏腑病、妇科病。

本经腧穴

长强、腰俞、腰阳关、命门、悬枢、脊中、中枢、筋缩、至阳、灵台、神道、身柱、陶道、大椎、哑门、风府、脑户、强间、后顶、百会、前顶、囟会、上星、神庭、印堂、素髎、水沟、兑端、龈交。

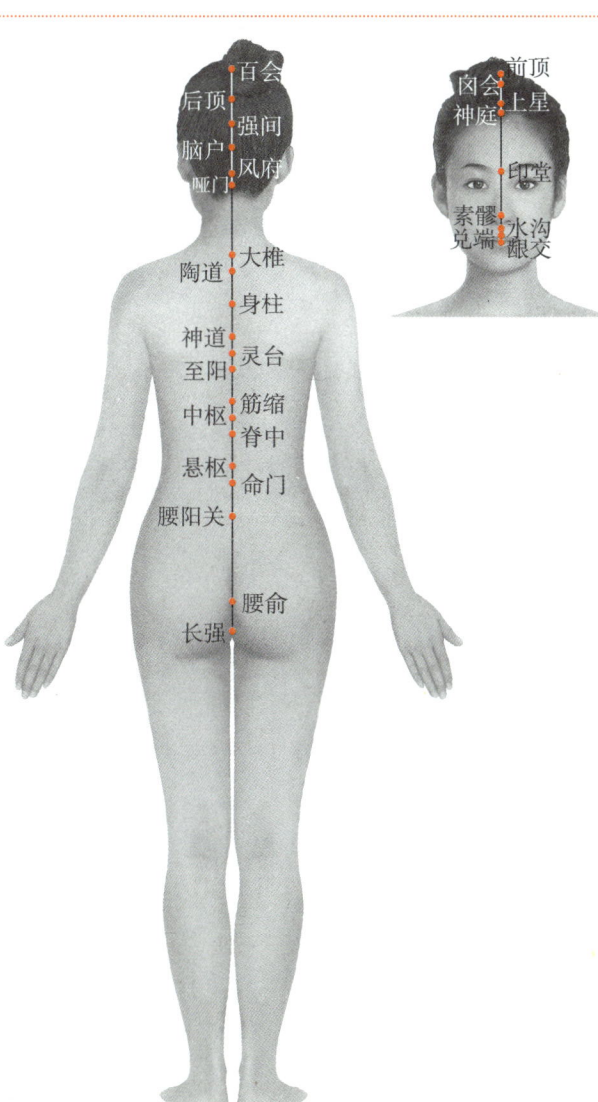

◆督脉

任脉，掌管生殖妊养的人体大脉

任脉属于奇经八脉之一。该经脏腑募穴多达6个，包括了全身半数的募穴，十四经脉中含募穴数量最多。任脉与女子关系最为密切，任脉的"任"字有统任、妊养的意思，故任脉是人之生养根本。总之，任脉行于腹部正中，与诸阴经发生交会，包含着全身半数的募穴，又与女子的生理功能关系密切，故而可以说任脉确为"阴脉之海"。

体表循行

任脉起于小腹内，下出会阴部，向前上行于阴毛部，在腹内沿前正中线上行，经关元穴等至咽喉部，再上行环绕口唇，经过面部，进入目眶下，联系于目。

主治概要

少腹、脐腹、胃脘、胸颈、喉咙、头面等局部病症和相应的内脏病症，还可治疗神志病、妇科病，部分穴还有强壮作用。

本经腧穴

会阴、曲骨、中极、关元、石门、气海、阴交、神阙、水分、下脘、建里、中脘、上脘、巨阙、鸠尾、中庭、膻中、玉堂、紫宫、华盖、璇玑、天突、廉泉、承浆。

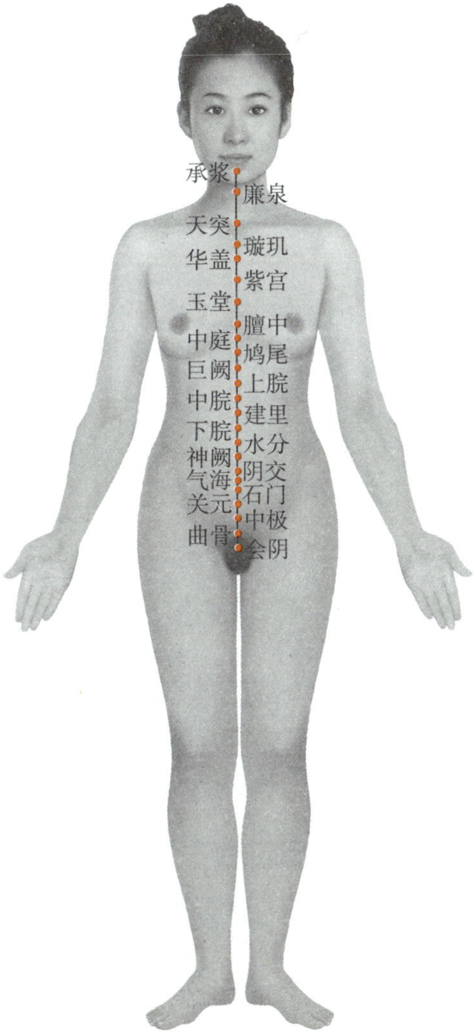

承浆 廉泉
天突 璇玑
华盖 紫宫
玉堂
中庭 膻中
鸠尾
巨阙 上脘
中脘 建里
下脘 水分
神阙 阴交
气海 石门
关元 中极
曲骨 会阴

◆任脉

经气的流注

经脉的循环流注，除了十二经脉的正常营运及任、督二脉的自身循环之外，还有任、督二脉参与的十四经脉大循环。任、督二脉接续在十二经脉循行之后，形成十四经脉的环流。十四经脉依次相连，构成一个"阴阳相贯，如环无端"的全身环流系统，其顺序是：

手太阴肺经——手阳明大肠经——足阳明胃经——足太阴脾经——手少阴心经——手太阳小肠经——足太阳膀胱经——足少阴肾经——手厥阴心包经——手少阳三焦经——足少阳胆经——足厥阴肝经——督脉——任脉——手太阴肺经

由此看来，任、督经气的流注，接续在胆经干脉的末端，肺经干脉之前，参与整个十四经脉的经气循环。至于任、督二脉的经气流注方向，历来观点不一，集中表现为两大观点：一是任脉升、督脉降的中医经络理论；一是督脉升、任脉降的气功理论。而中医的经络理论起源又与中国传统的气功有着一定联系，任脉的经气流注究竟是由下向上，还是由上向下，有待商榷。

第二章 轻松一按，跟常见病痛说再见

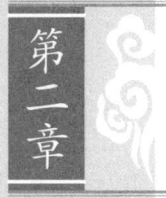

失眠

失眠又称"不寐",以经常不能获得正常睡眠,或入睡困难为主要症状,或睡眠时间不足,或睡眠不深,容易惊醒,或时睡时醒、醒后不易再入睡,甚至彻夜不眠。长期工作紧张、焦虑的人容易失眠。不论何种失眠,按摩与肾脏相关的穴位必不可少,而且要经常按摩,反复推拿。本病多为慢性过程,故需要较长时间的治疗。

特效穴位按摩

※ 点揉四神聪穴

位置:在头顶部位,百会穴前、后、左、右各1寸处,共4个穴位,合起来称为"四神聪"。

按摩方法:被按摩者坐位,按摩者用双手的食指和中指分别对准被按摩者四神聪的4个穴位,持续点揉1分钟,以局部有酸胀感为佳。

主治:治疗神经衰弱、失眠、眩晕、健忘、耳鸣、耳聋等。

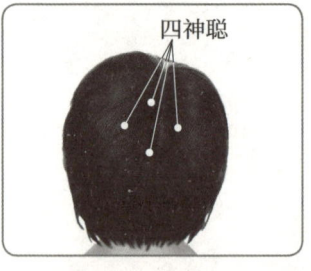

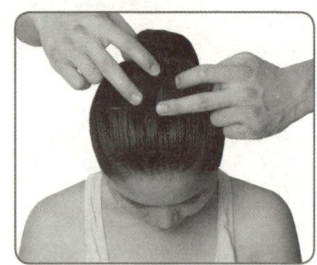

※ 按揉安眠穴

位置：在颈部，耳后高骨的外后缘。

按摩方法：被按摩者仰卧位或坐位，按摩者双手中指顺时针方向按揉被按摩者安眠穴约2分钟，然后逆时针方向按揉2分钟，以局部有酸胀感为佳。

主治：治疗失眠、心慌、头痛、烦躁、头晕、耳鸣等。

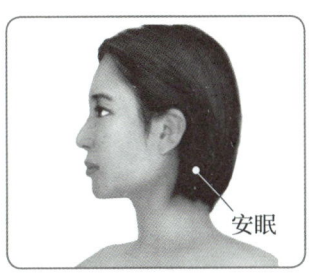
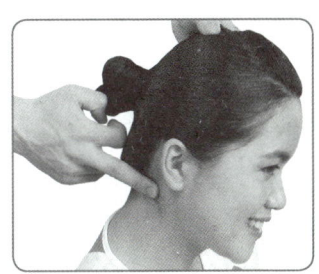

※ 点按神门穴

位置：掌心向上，前臂靠小指侧的腕横纹上。

按摩方法：被按摩者坐位，按摩者坐于对面，用左手拇指点按被按摩者右手神门穴约1分钟，左右手交替进行，以局部有酸胀感为佳。

主治：治疗失眠、多梦、神经衰弱、心悸等。

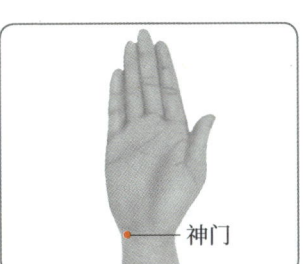
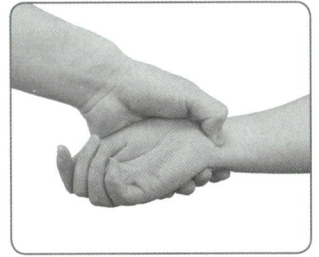

※ 按揉三阴交穴

位置：小腿内侧，内踝尖直上4横指，胫骨后侧。

按摩方法：按摩者用拇指顺时针方向按揉被按摩者三阴交约2分钟，然后逆时针方向按揉2分钟，以局部有酸胀感为佳。

主治：治疗失眠、高血压、食欲减退、经前紧张、月经不调、痛经、阳痿、遗精等。

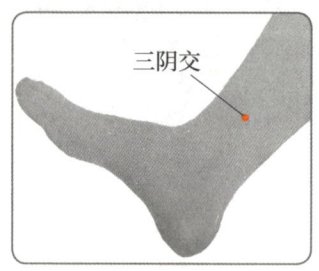
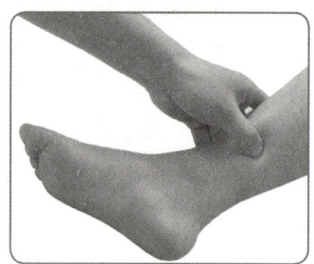

※ 推按失眠穴

位置：在足底跟部、足底中线与内外踝连线相交处。

按摩方法：被按摩者仰卧位，按摩者用大拇指朝被按摩者足跟的方向推按失眠穴3分钟，以局部有酸胀感为佳。

主治：失眠特效穴位，治疗失眠、足跟疼痛等。

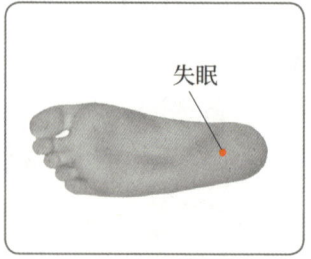
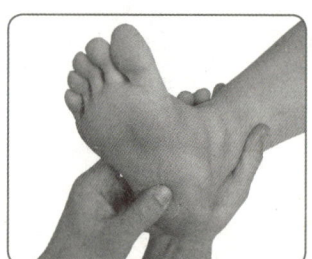

辅助穴位

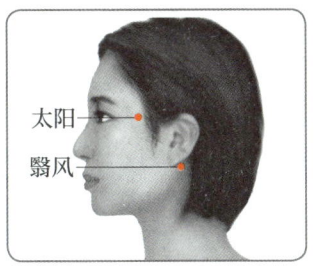
太阳
翳风

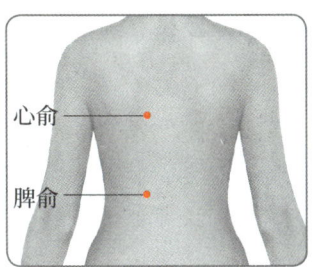
心俞
脾俞

局部按摩

※ 梳头

用牛角梳或者用手指分开梳理头发60次，顺便轻轻按压头顶，可以缓解疲劳和减轻精神压力，治疗头胀头痛，预防失眠。

※ 五指抓拿法

取坐位，用双手五指分别置于头部督脉、膀胱经及胆经上，自前发际推向后发际5～7次。

▼ 梳头

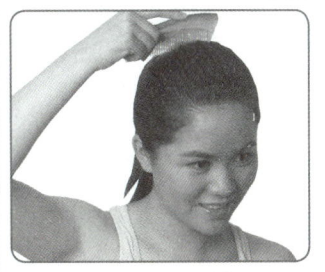

▼ 五指抓拿法

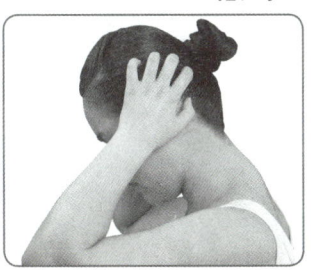

神经衰弱

神经衰弱是一种常见的神经官能症,指由于精神忧虑、长期繁重的脑力劳动以及睡眠不足等原因引起的精神活动能力减弱。其临床表现为失眠、头昏脑涨、精力不足、萎靡不振、不能用脑、食欲减退、心悸面红、记忆力减退、自汗、胸闷气促、学习工作中注意力不能集中、工作效率显著减退,即使是充分休息也不能消除疲劳感。对全身进行检查,又无躯体疾病,也无脑器质性病变等。神经衰弱和困倦疲劳一样属于现代人的常见病,小病莫轻视,一定要坚持治疗。

特效穴位按摩

※ 点按心俞穴

位置: 肩胛骨内侧,第五胸椎棘突下旁开2横指宽处。

按摩方法: 被按摩者俯卧,按摩者站于一旁,双手拇指顺时针按揉被按摩者心俞穴2分钟,然后逆时针按揉2分钟,以局部感觉酸胀、发热为佳。

主治: 治疗心慌、心悸气短、心痛、咳嗽、吐血、健忘、盗汗、梦遗等。

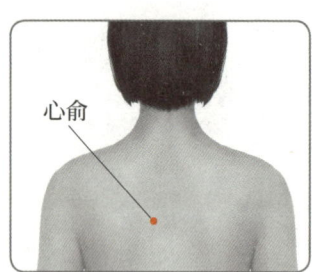

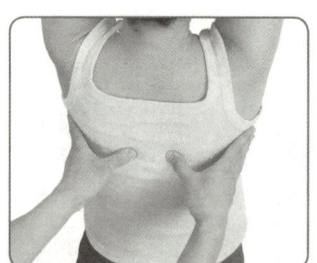

※ 点揉安眠穴

位置：在颈部，耳后高骨的外后缘。

按摩方法：被按摩者仰卧或坐位，按摩者双手中指顺时针方向按揉被按摩者安眠穴约2分钟，然后逆时针方向按揉2分钟，以局部有酸胀感为佳。

主治：治疗失眠、心慌、头痛、烦躁、头晕耳鸣等。

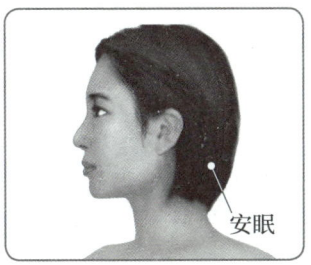
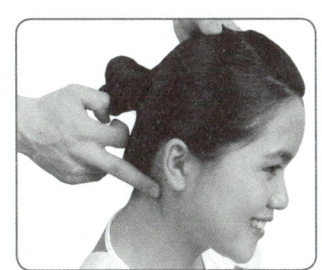

※ 点揉神门穴

位置：掌心向上，前臂靠小指侧的腕横纹上。

按摩方法：被按摩者坐位，按摩者坐于对面，用左手拇指点按被按摩者右手神门穴约1分钟，左右手交替进行，以局部有酸胀感为佳。

主治：治疗失眠、多梦、神经衰弱、心慌、精神分裂症等。

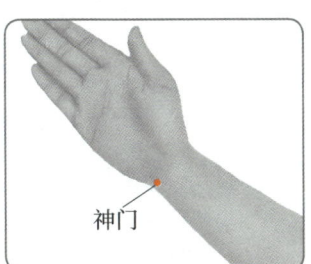
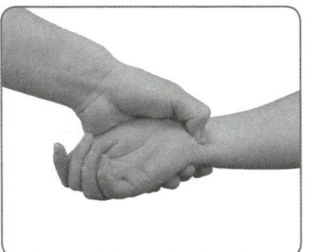

※ 点揉内关穴

位置：手臂的内侧中间，腕关节横纹上约3横指宽处。

按摩方法：按摩者在被按摩者一侧，用右手托住其前臂，左手拇指点按内关穴2分钟，以酸胀感向腕部发散为佳。

主治：治疗心烦、心慌、痛经、月经不调、月经前期焦虑、神经衰弱、胸胁痛、上腹痛、心绞痛、呃逆、腹泻等。

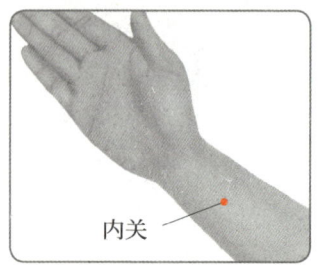
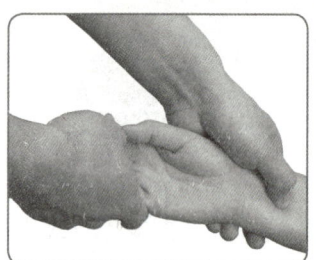

※ 点揉三阴交穴

位置：小腿内侧，内踝尖直上4横指，胫骨后侧。

按摩方法：按摩者用拇指顺时针方向点揉被按摩者三阴交穴约2分钟，再逆时针方向点揉2分钟，以有酸胀感为佳。

主治：治疗失眠、神经衰弱、经前紧张、月经不调、痛经、阳痿、遗精等。

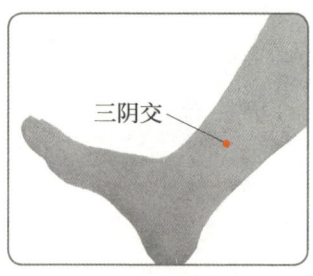
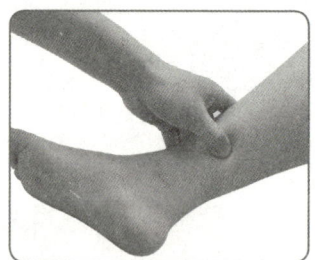

牙痛

牙痛是指牙齿因各种原因引起的疼痛,为口腔疾患中常见的症状之一,可见于西医学的龋齿、牙髓炎、根尖周围炎和牙本质过敏等。遇冷、热、酸、甜等刺激时,牙痛发作或加重,属中医的"牙宣""骨槽风"范畴。主要症状为牙龈红肿、面颊部肿痛等。牙龈炎常表现为牙龈鲜红或紫红、肿胀、松软,刷牙或吃东西时易出血。俗话说:"牙痛不是病,疼起来真要命!"远离牙痛,从按摩开始。

特效穴位按摩

※ 掐揉合谷穴

位置:手背部位,拇指与食指的根部交接处,肌肉的最高点。

按摩方法:按摩者用一手拇指指腹按揉被按摩者合谷穴30下,两手交替,至局部有酸胀感为佳。

主治:治疗感冒流鼻涕、头痛、牙痛、青春痘、眼睛疲劳、喉咙疼痛、耳鸣、打嗝等。

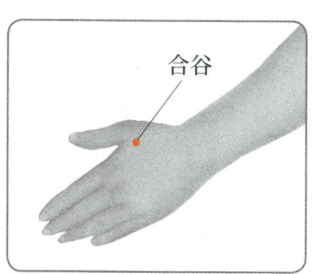
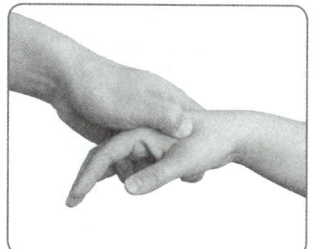

※ 按揉下关穴

位置：在耳前颧弓与下颌切迹所形成的凹陷中。

按摩方法：按摩者用拇指或食指按揉被按摩者下关穴，顺时针方向按揉约2分钟，然后逆时针方向按揉约2分钟，以酸胀感向面颊部放散为佳。

主治：治疗牙痛、三叉神经痛、口眼㖞斜等。

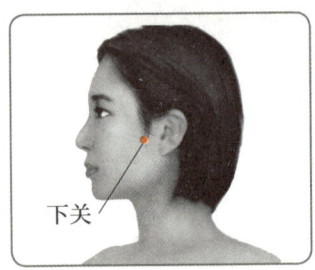
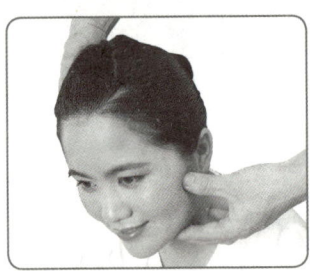

※ 按揉颊车穴

位置：在面部，咬牙时肌肉隆起最高点处。

按摩方法：按摩者用双手轻轻托住被按摩者下颌，用双手拇指按压其两侧颊车穴，顺时针方向按揉约1分钟，然后逆时针方向按揉约1分钟，以局部感到酸胀并向面部放散为好。

主治：治疗牙痛、面神经麻痹、口眼㖞斜、流涎等。

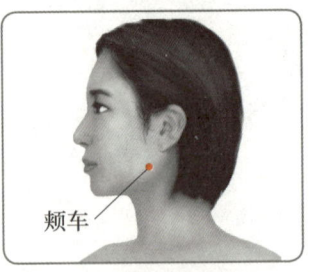
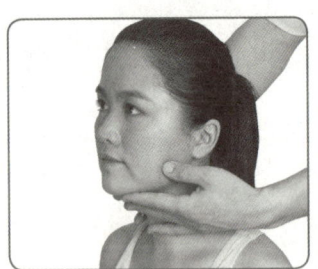

※ 按揉地仓穴

位置：在面部，眼睛正中直下和口角外侧的交点处。

按摩方法：按摩者用双手拇指或食指顺时针方向按揉被按摩者地仓穴约2分钟，然后逆时针方向按揉约2分钟，以局部感到酸胀并向整个面部放散为好。

主治：治疗三叉神经痛、牙痛、面神经麻痹等。

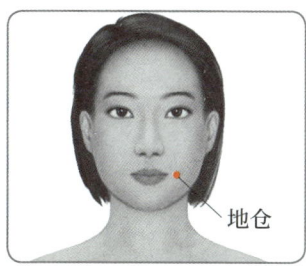
地仓

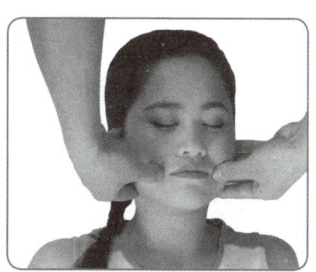

※ 按揉曲池穴

位置：屈曲肘关节，在肘横纹的外侧头。

按摩方法：按摩者左手托住被按摩者手臂，用右手拇指顺时针方向按揉曲池穴2分钟，然后逆时针方向按揉2分钟，左右手交替，以局部感到酸胀为佳。

主治：治疗牙痛、咽喉肿痛、偏头痛、头晕等。

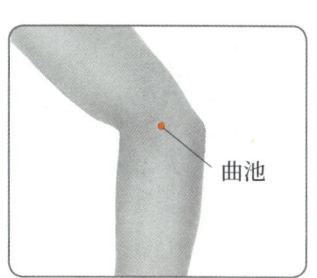
曲池

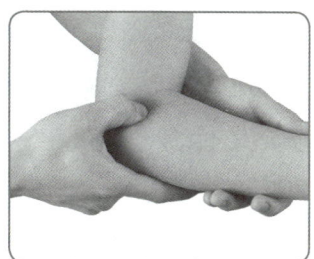

偏头痛

偏头痛是由于颅内动脉收缩、扩张功能障碍引起的发作性头痛，又叫作"血管神经性头痛"，女性多发。严重的偏头痛会持续数天，主要症状为头部一侧或双侧胀痛，呈搏动或持续性频繁发作。女性生理周期带来的偏头痛通常在月经期前2~3天发作；压力带来的偏头痛发作时间通常在午后，发作时有压迫、束缚的感觉。

特效穴位按摩

※ 揉捏风池穴

位置：在颈后两侧枕骨的下方，发际的两边大筋外侧凹陷处。

按摩方法：被按摩者坐位，按摩者在被按摩者头后，一手扶住被按摩者前额，另一手的拇指和食指分别置于被按摩者的风池穴处，揉捏半分钟左右，以局部有酸胀感为佳。

主治：治疗偏头痛、头胀痛、眩晕、面部烘热、耳中鸣响、头痛发热、颈项强痛、目赤肿痛等。

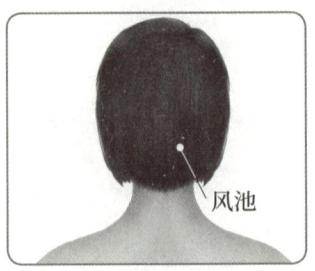
风池

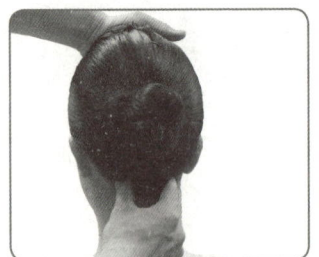

※ 按揉百会穴

位置：两耳尖连线与前后正中线交点。

按摩方法：被按摩者坐位，按摩者在其后面，先用拇指按压百会穴半分钟，然后顺时针方向按揉1分钟，逆时针方向按揉1分钟，以酸胀感向头部四周放散为佳。

主治：治疗头痛、偏头痛、眩晕、秃头、惊悸、健忘、中风、耳鸣、失眠、鼻塞、脱肛、痔疮、泄泻等。

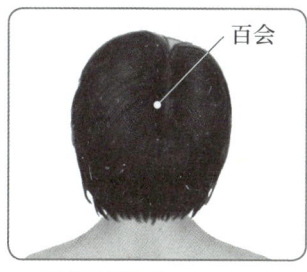
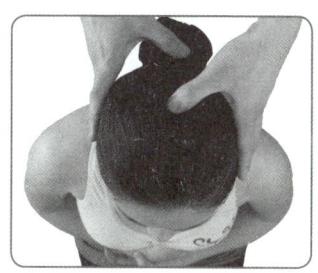

※ 按揉头维穴

位置：头前侧，在两侧额角发际向上约1指宽处。

按摩方法：按摩者在被按摩者头后面，用两手拇指同时顺时针方向按揉头维穴约1分钟，然后逆时针方向按揉约1分钟，以酸胀感向整个前头部和两侧放散为佳。

主治：治疗偏头痛、前额神经痛、高血压、结膜炎等。

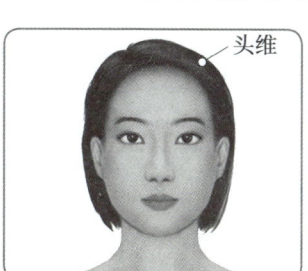
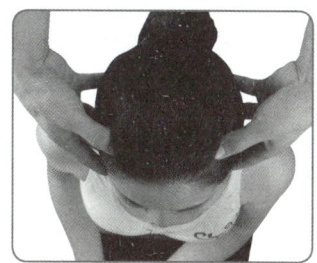

※ 按揉角孙穴

位置：耳尖直上，与发际交点。

按摩方法：按摩者在被按摩者后面，用拇指或中指沿顺时针方向按揉头两侧的角孙穴约1分钟，然后逆时针方向按揉约1分钟，以头两侧感到酸胀为佳。

主治：治疗偏头痛、眩晕、眼睛痛、牙齿疼痛等。

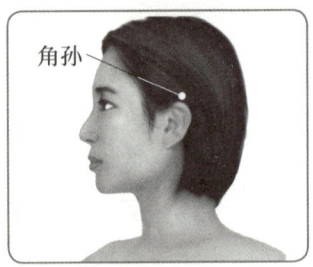
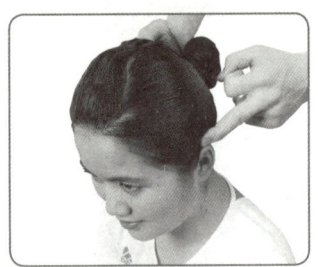

※ 按揉率谷穴

位置：两耳尖直上2横指宽处。

按摩方法：按摩者在被按摩者头后面，用拇指或中指顺时针方向按揉头两侧的率谷穴约2分钟，然后逆时针方向按揉约2分钟，以头两侧感到酸胀为佳。

主治：治疗偏头痛、头晕、呕吐、头发枯黄等。

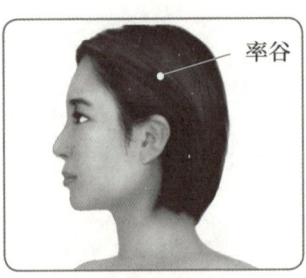
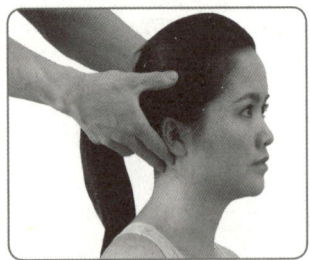

局部按摩

※ 推按痛点

双手食指、中指、无名指、小指微张开,指腹同时按在头侧面,自前向后推按头痛部位64次,以头部血管痉挛缓解、头皮微微发热为佳。

※ 随时随地按摩妙招

找一支圆珠笔或钢笔,用后端较圆钝的一头按压疼痛处的穴位,可以减少手指的疲劳,并达到手指按摩的效果。

※ 捏头皮

被按摩者取坐位,按摩者用双手或单手的拇指和食指,捏紧被按摩者侧面头皮,提起,放松,反复操作,约3分钟,以头皮发热为宜。

小贴士

缓解偏头痛的方法:

1.躺下来休息一会儿:如果有条件的话,在偏头痛发作时,不妨在光线较暗、四周安静的房间里休息一会儿。一般来说,只要睡上半小时,偏头痛就会有所减缓。

2.饮用绿茶:绿茶中的茶甘宁物质对缓解偏头痛有效果,所以,可以适量地饮用绿茶来缓解偏头痛。

3.静心冥想:瑜伽和冥想是治疗偏头痛的有效方法。你可以购买一盘此类CD,在头痛发作时随着音乐闭目冥想一会儿,这种方法能够帮你缓解病痛。

视神经萎缩

视神经萎缩是指由各种病因引起的视神经退行性病变,导致视觉功能障碍的疾病。临床表现为视功能严重损害乃至丧失,视神经乳头颜色苍白,视野明显缩小,甚至呈现管状特征。视神经萎缩的发病原因比较复杂,一般来说青年患者大多以遗传性为主;中年患者则多因视神经炎;老年人发病常与青光眼或血管性疾病有关。

特效穴位按摩

※ 按揉攒竹穴

位置:眉头凹陷中。

按摩方法:用食指螺纹面按于患侧攒竹穴上,待出现酸胀感时,由轻渐重,边按边揉,使酸胀感传导扩散到眼区,时间约2分钟。

主治:治疗流泪、眩晕、眼睛疲劳、眼睛水肿、视神经萎缩、结膜炎、面颊疼痛、头痛、高血压等,同时具有面部美容的作用。

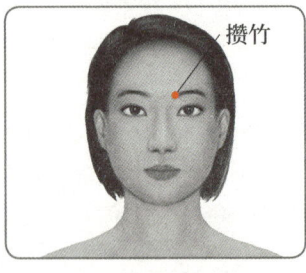
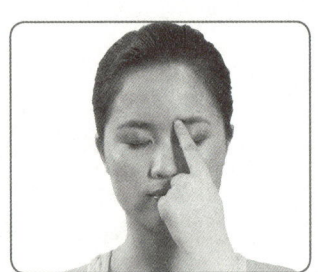

※ 按揉睛明穴

位置：目内眦内上方凹陷中。

按摩方法：取仰卧位或坐位，用拇指与食指或中指指尖按于睛明穴，待出现酸胀感时，由轻渐重，边按边揉，使酸胀感传导扩散到眼区，时间约2分钟。

主治：对视神经萎缩、近视、迎风流泪等有疗效。

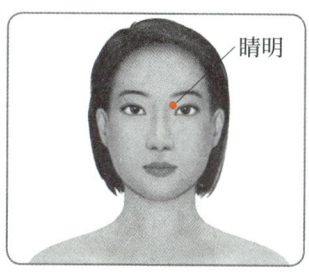 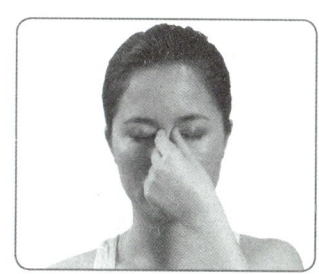

※ 按揉四白穴

位置：目正视，瞳孔直下，当颧骨上方凹陷中。

按摩方法：将食指指腹按于患侧四白穴处，待出现酸胀感时，由轻渐重，边按边揉，使酸胀感传导扩散到眼区，时间约2分钟。

主治：治疗面瘫、面神经麻痹、近视、视神经萎缩等。

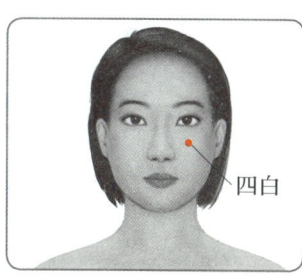 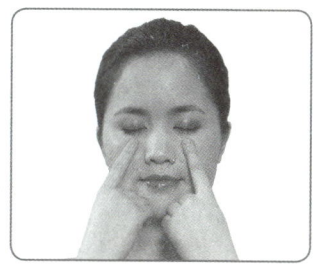

※ 按揉球后穴

位置：在下眼眶部，当眶下缘外1/4与内3/4交界处。

按摩方法：将食指指腹按于患侧球后穴处，待出现酸胀感时，由轻渐重，边按边揉，使酸胀感传导扩散到眼区，时间约2分钟。

主治：治疗视神经炎、视神经萎缩、视网膜色素变性等。

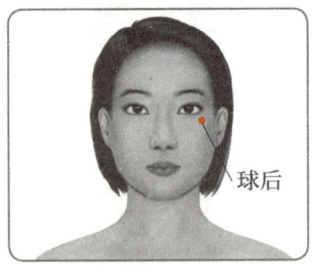
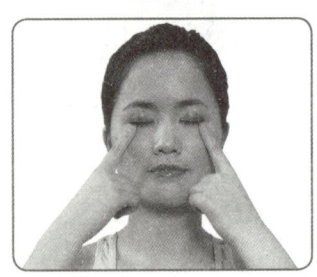

※ 按揉瞳子髎

位置：外眼角外侧约1厘米凹陷处。

按摩方法：将食指指腹按于患侧瞳子髎穴处，待出现酸胀感时，由轻渐重，边按边揉，使酸胀感传导扩散到眼区，时间约2分钟。

主治：治疗视神经萎缩、眼睛疲劳、结膜充血等。

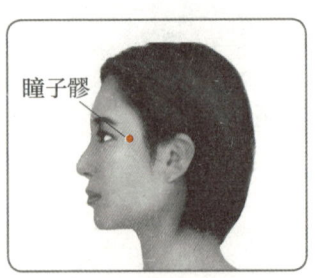
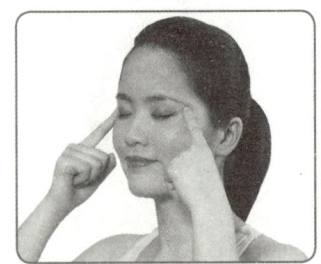

※ **按揉风池穴**

位置：颈后两侧枕骨下方，发际两边大筋外侧凹陷处。

按摩方法：取端坐位，将双手拇指指腹放于两侧风池穴处，先点按半分钟，再向外按揉2分钟，力量由轻渐重。

主治：治疗颈项僵痛、头痛头晕、目赤肿痛、近视、视神经萎缩、鼻炎等。

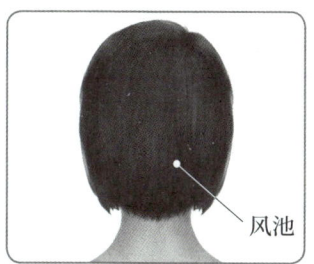

风池

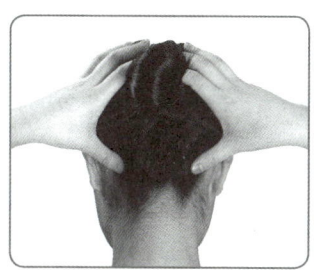

局部按摩

※ **捏眉弓、摩眼球**

双手拇指、食指自攒竹穴开始，捏拿眉弓至眼外角处30～50次。手法用力适中，以局部有酸胀感为度。闭眼后轻轻地以食、中指摩眼球，约2分钟。

▼ 捏眉弓　　　　　　　　　　　　　　▼ 摩眼球

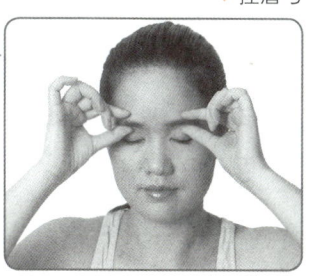
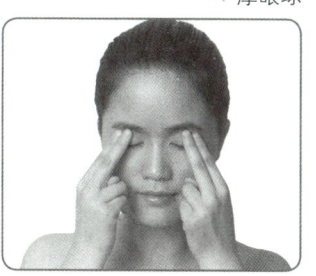

过敏性鼻炎

过敏性鼻炎又称"变态反应性鼻炎",是鼻腔黏膜的变应性疾病,可引起多种并发症。另有一型由非特异性的刺激所诱发,无特异性变应原参加,不是免疫反应过程,但临床表现与变应性鼻炎相似,称"血管运动性鼻炎",或称"神经反射性鼻炎"。

造成鼻子过敏的原因很多,常见的有接触外界环境诱发、遗传过敏体质等,过敏原有花粉、尘螨、真菌、蟑螂等。其主要症状为连续打喷嚏、流涕、鼻塞、鼻痒,有哮喘病史的人还容易诱发哮喘。

特效穴位按摩

※ 按揉迎香穴

位置:鼻孔两侧,鼻唇沟上。

按摩方法:被按摩者仰卧,按摩者坐其头侧或头后,用双手拇指指腹轻轻顺时针方向按揉迎香穴1分钟,再逆时针方向按揉1分钟,以局部有酸胀感为佳。

主治:治疗鼻塞、流涕、嗅觉减退、面部神经麻痹等。

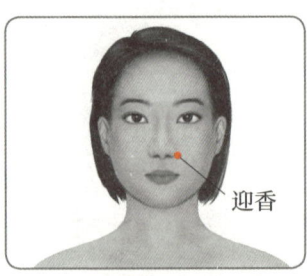

迎香

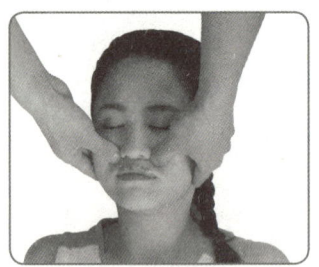

※ 推抹印堂穴

位置：双眉头中间。

按摩方法：被按摩者仰卧，按摩者坐于其头后，用拇指从鼻子向额头方向推抹印堂穴约2分钟，以局部有酸胀感为佳。

主治：治疗鼻塞、流鼻涕、鼻炎等鼻部疾病，耳鸣、前头痛、失眠、高血压、目眩、眼部疾病等。

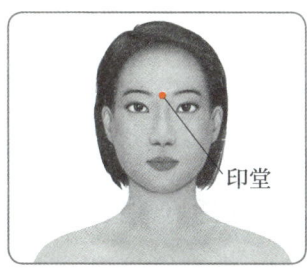
印堂

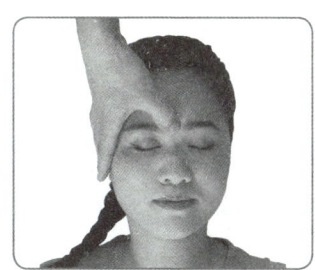

※ 按揉上星穴

位置：头部正中线上，前发际正中直上1大拇指宽处。

按摩方法：被按摩者仰卧在床上，按摩者坐于其头后，用拇指或中指沿顺时针方向按揉上星穴约2分钟，再沿逆时针方向按揉约2分钟，以酸胀感向整个前头部放散为佳。

主治：治疗过敏性鼻炎、鼻出血、鼻窦炎、头痛等。

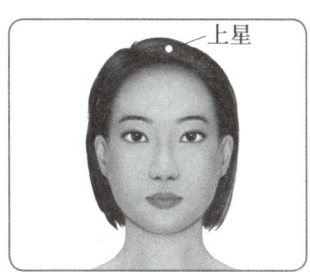
上星

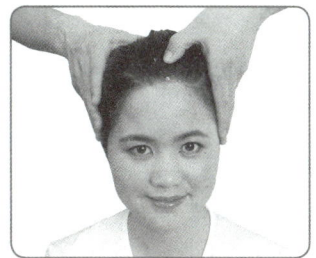

※ 揉捏风池穴

位置：颈后两侧枕骨下方，发际两边大筋外侧凹陷处。

按摩方法：被按摩者坐位，按摩者在被按摩者头后，一手扶住被按摩者前额，另一手用拇指和食指分别置于被按摩者的风池穴处，揉捏半分钟左右，以局部有酸胀感为佳。

主治：治疗鼻子过敏、鼻塞、感冒、颈项强痛等。

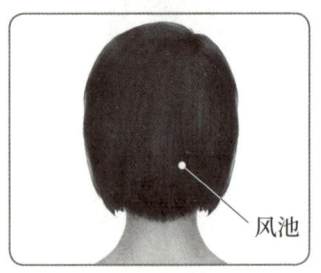
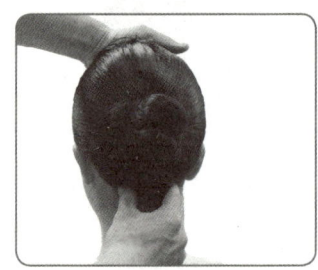

※ 掐揉合谷穴

位置：手背部，拇指与食指的根部交接处，肌肉最高点。

按摩方法：按摩者用一手拇指指腹掐揉被按摩者合谷穴30次，两手交替掐揉。

主治：治疗鼻子过敏、鼻炎、鼻窦炎、头痛、牙痛、青春痘、眼睛疲劳、喉咙疼痛、耳鸣、面部神经麻痹等。

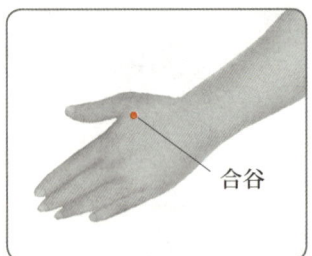
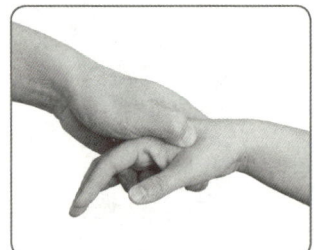

※ 搓涌泉穴

位置：将脚底弓起，脚掌前中1/3凹陷处。

按摩方法：按摩者用双手握脚，用大拇指从足跟向足尖搓涌泉穴约1分钟，然后按揉约1分钟，以局部有酸胀感为佳。

主治：治疗发热、鼻子不适、过敏、腹泻、五心烦热、头昏、便秘、小便不利等。

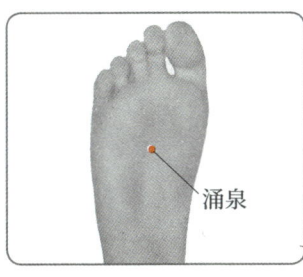
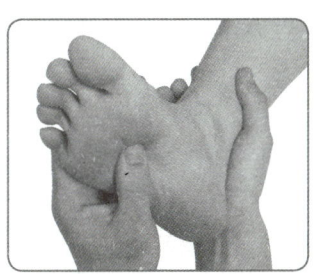

局部按摩

※ 按摩鼻翼

用拇指外侧沿笑纹及鼻子两侧，做上下且呈正三角形方向按摩，一次约1分钟，按摩后喝一杯热水。

※ 热摩鼻子

用两手拇指外侧相互摩擦，在稍微感到热时，沿鼻梁、鼻翼两侧上下按摩30次左右。按摩时可用两手拇指，也可用一只手的拇指、食指，每天最好做2次。

喉咙痛

喉咙痛经常是感冒的早期征兆。它可能是单纯由病毒或细菌感染所引起,也可能是由气候干燥或大声嘶吼所致。

其主要症状为咽喉部疼痛,说话或者吞咽时疼痛明显,喉咙里有异物感。检查能看到咽喉部红肿、扁桃体肿大,或者喉咙根部有水泡出现。一般来说,喉咙痛的患者大约每15秒就得吞咽一次。而且,喉咙痛的特点是你越克制,吞咽的频率反而越高。想摆脱喉咙痛的折磨吗?赶快试用下面的良方吧!

特效穴位按摩

点按天鼎穴

位置:在侧颈部的喉结约1指宽下方,胸锁乳突肌的后缘处。

按摩方法:被按摩者仰卧或坐位,按摩者双手中指或拇指点按两侧天鼎穴1分钟,以不感到难受为宜。

主治:治疗咽喉肿痛、扁桃体炎、咽喉异物感、咽喉部肿块、甲状腺肿大、吞咽困难等。

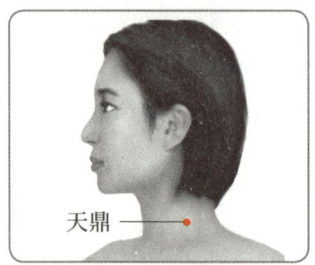
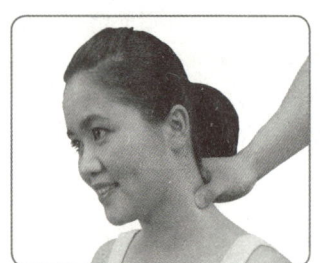

※ 点按水突穴

位置：喉结斜下方，颈部的胸锁乳突肌前缘。

按摩方法：被按摩者仰卧或坐位，按摩者双手拇指或中指点按水突穴1分钟，以不感到难受为宜。

主治：治疗咽喉肿痛、扁桃体炎、声音沙哑、咳嗽、气喘等。

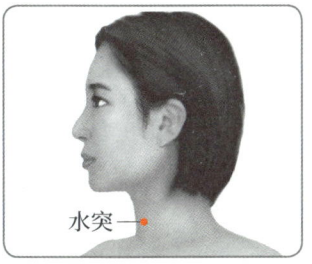
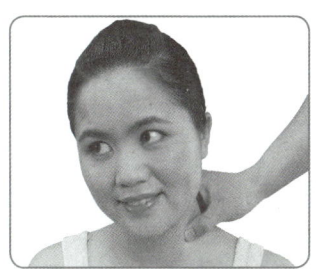

※ 点按天突穴

位置：颈部，在胸骨上窝的凹陷中。

按摩方法：被按摩者仰卧或坐位，按摩者用中指点按天突穴1分钟，以不感到难受为宜。

主治：治疗咽喉炎、支气管哮喘、支气管炎、甲状腺肿大、食道炎、咽部异物感等。

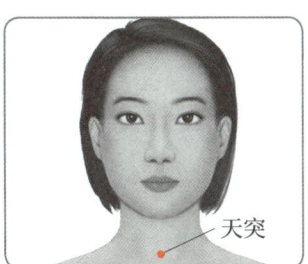
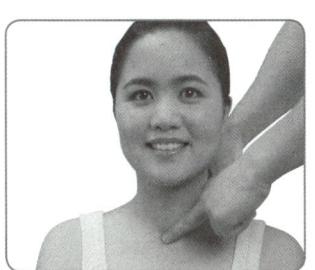

※ 按揉曲池穴

位置：弯曲肘关节，在肘横纹的外侧头。

按摩方法：按摩者左手托住被按摩者手臂，用右手拇指顺时针方向按揉曲池穴2分钟，然后逆时针方向按揉2分钟，左右手交替，以局部感到酸胀为佳。

主治：治疗咽喉肿痛、牙痛、偏头痛、头晕等。

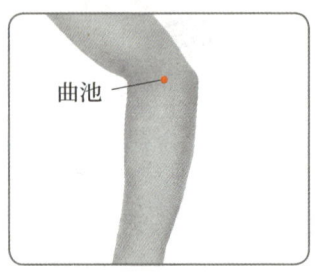
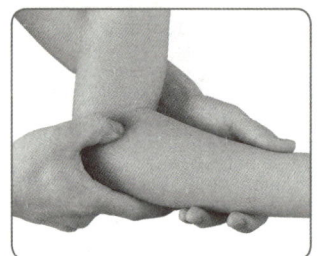

※ 掐揉合谷穴

位置：手背部，拇指与食指的根部交接处，肌肉最高点。

按摩方法：按摩者左手拇指掐揉被按摩者右手合谷穴约2分钟，左右手交替掐揉。也可以一手托住被按摩者手掌，用另一手拇指指腹按揉被按摩者合谷穴30次，两手交替按揉。

主治：治疗喉咙疼痛、扁桃体炎、喉头水肿、鼻炎等。

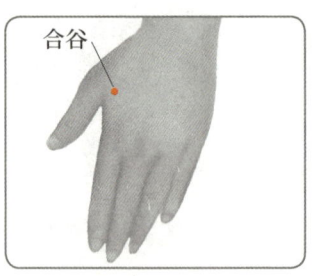
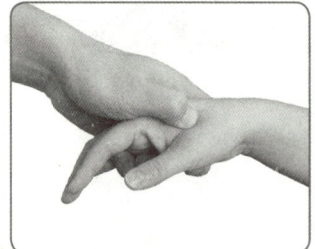

※ 掐按少商穴

位置：大拇指指甲根内侧。

按摩方法：按摩者指甲掐按被按摩者少商穴30秒，放松10秒，反复操作10余次，左右手交替进行。

主治：治疗咽喉疼痛、失语、发热、咳嗽、喘气、胸痛、咯血、乳房刺痛、手腕疼痛等。

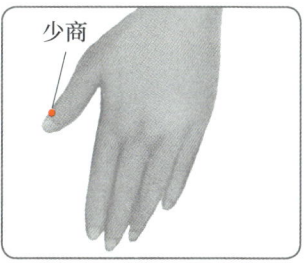

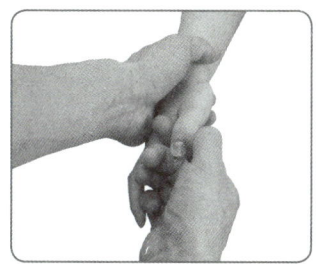

局部按摩

※ 按摩消疼痛

每天早晨起床后，在左手掌心涂上3～4滴风油精，按摩（顺时针方向）咽喉部位20～30次。两三个月后，病情可大为好转。

※ 舌根运动法

咽喉炎致使咽喉肿痛、嗓子燥痒、吞咽有异物感，可采取舌根运动法，能收到良好的效果。即闭嘴，舌尖抵牙齿，正转18次，反转18次，然后将口中津液分3次咽下，早晚各做1次。

耳鸣耳痛

耳鸣是指人们在没有任何外界刺激条件下所产生的异常声音感觉。其主要症状表现为患者会听到外界并不存在的声音,有的如细雨沙沙,有的如洪水暴发,这种疾病极大地影响了人们的正常生活。耳痛最主要的原因是耳朵发炎。

特效穴位按摩

※ 按揉听宫、翳风穴

位置:听宫穴位于头部侧面耳屏前部,与耳珠平行,张嘴时凹陷处;翳风穴位于耳朵下方耳垂后遮住之处的凹陷中间。

按摩方法:按摩者用两手拇指按在左右翳风穴上,食指按在听宫穴上,顺时针方向按揉约2分钟,然后逆时针方向按揉约2分钟。

主治:治疗耳鸣、耳痛、耳聋、三叉神经痛、头痛、目眩头昏等。

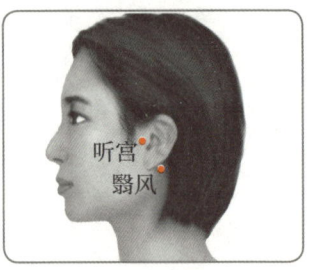
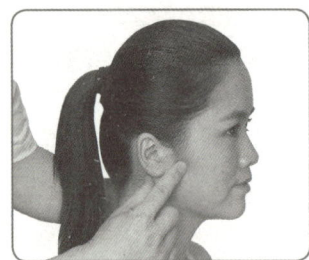

※ 按揉耳门穴

位置：在耳屏前上方，张嘴时呈现凹陷处。

按摩方法：被按摩者仰卧，微微张口，按摩者坐于被按摩者头后，双手拇指相对，同时轻轻用力按压耳门穴半分钟，然后自上而下推耳前18次，以局部有酸胀感为佳。

主治：治疗耳鸣、耳道炎、头晕、面部肌肉酸痛等。

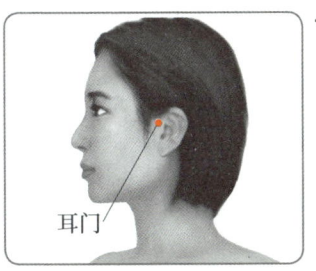
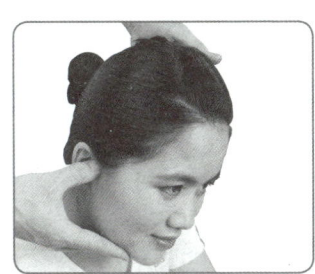

※ 按揉太溪穴

位置：内脚踝正后方凹陷中。

按摩方法：按摩者用手握住被按摩者脚腕，用拇指指腹顺时针方向按揉太溪穴约2分钟，逆时针方向按揉约2分钟，以局部有酸胀感为佳。

主治：治疗耳鸣、耳胀、耳聋、齿痛、失眠、健忘等。

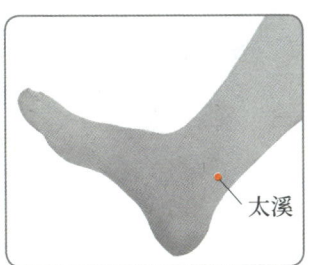
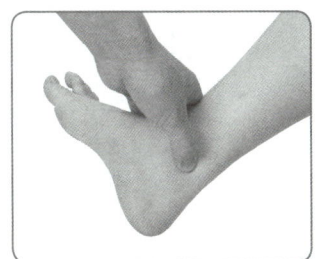

感冒

感冒又称"伤风",一般是由病毒或细菌感染上呼吸道引起,一年四季均可发病。其主要症状是咽痒、鼻塞、流涕,可伴有咽喉肿痛、咳嗽、头痛、发热及四肢酸痛等全身症状。按摩穴位和足部反射区不但能增强免疫功能,而且能增强机体的各项生理功能,使机体发挥其自身的抗病能力,抵抗病毒和细菌的感染,以达到治病的目的。

特效穴位按摩

※ 揉捏风池穴

位置:颈后两侧枕骨下方,发际的两边大筋外侧凹陷处。

按摩方法:被按摩者取坐位,按摩者在被按摩者头后,一手扶住被按摩者前额,另一手用拇指和食指分别置于被按摩者的风池穴处,揉捏半分钟左右,以被按摩者局部有酸胀感为佳。

主治:治疗感冒发热、颈项强痛、颈椎病、头痛头晕、目赤肿痛等。

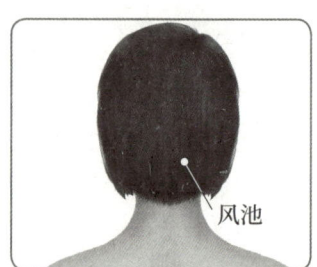
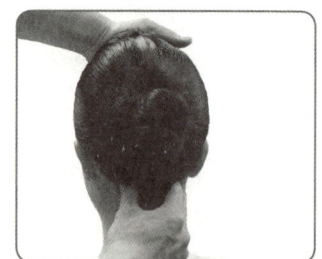

※ 揉按太阳穴

位置：头侧，眉梢与眼外角中间，向后1横指凹陷中。

按摩方法：被按摩者取坐位或仰卧位，按摩者在被按摩者头后，两手中指同时着力，顺时针方向揉按太阳穴约2分钟，然后逆时针方向揉按约2分钟，以局部有酸胀感为佳。

主治：治疗感冒发热、头痛头晕、目赤肿痛等。

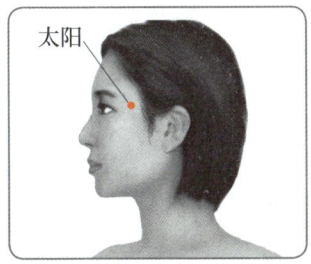
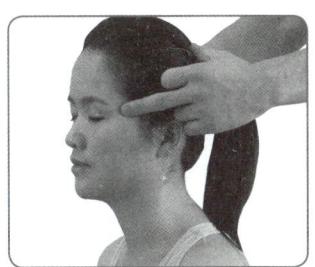

※ 掐揉合谷穴

位置：手背部，拇指与食指的根部交接处，肌肉最高点。

按摩方法：按摩者用一手拇指指腹掐揉被按摩者合谷穴30次，两手交替，至局部有酸胀感为佳。

主治：治疗感冒流鼻涕、头痛、牙痛、眼睛疲劳、喉咙疼痛、耳鸣、打嗝等。

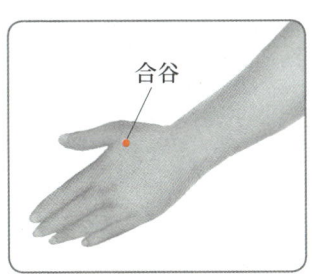
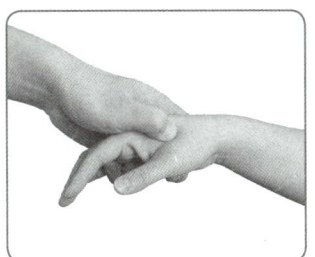

※ 按揉大椎穴

位置：第7颈椎下缘，鼓起最明显的骨头的下缘。

按摩方法：被按摩者取坐位、低头，按摩者站于其身后，用大拇指顺时针方向按揉大椎穴约2分钟，然后逆时针方向按揉约2分钟，以局部感到酸胀为佳。

主治：治疗感冒发热、怕冷、项痛、痤疮等。

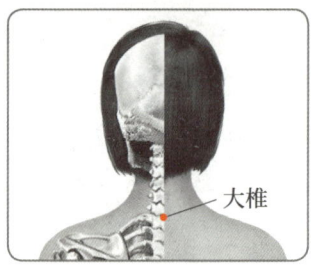
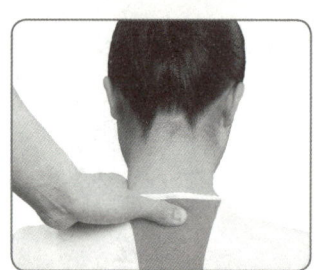

※ 按揉肺俞穴

位置：在肩胛骨内侧，第3胸椎棘突下旁开2横指宽处。

按摩方法：被按摩者取坐位或俯卧位，按摩者双手拇指顺时针方向按揉肺俞穴约2分钟，然后逆时针方向按揉2分钟，揉至局部发热为度。

主治：治疗感冒、咳嗽、支气管炎、哮喘、自汗等。

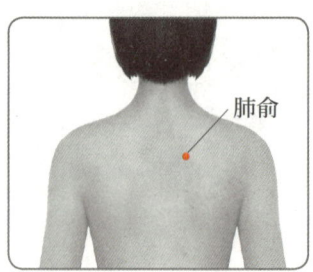
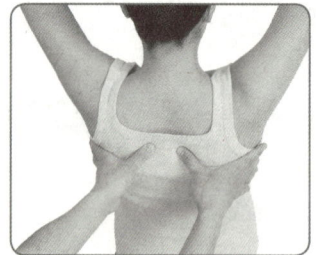

※ 按揉迎香穴

位置：鼻孔两侧，鼻唇沟上。

按摩方法：被按摩者取仰卧位，按摩者坐其头侧或头后，用双手拇指指面轻轻按顺时针方向按揉迎香穴1分钟，再逆时针按揉1分钟，以局部有酸胀感为佳。

主治：治疗鼻塞、流涕、嗅觉减退等。

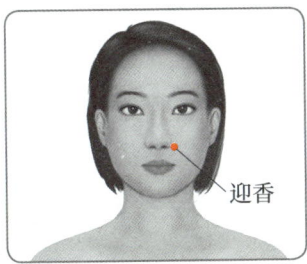
迎香

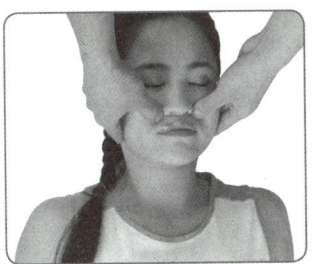

咳嗽

咳嗽是由于呼吸道受到各种病原体感染、有害物的刺激而引起的气管、支气管黏膜的炎症。咳嗽主要与肺、脾、肾、肝等内脏功能失调有关。因此，咳嗽的治疗应以增强患者体质，提高其机体免疫力，调节各脏腑功能为主。咳嗽病因不同临床表现也有所不同。风寒型咳嗽初起痰稀或咳痰白黏，或兼有鼻塞流涕，或兼有头痛、舌苔薄白；肺热型咳嗽咳痰黄稠，咳而不爽，或兼有口渴咽痛，或发热声哑、舌苔薄黄；肺燥型咳嗽干咳无痰，或痰少不易咳出，或鼻燥咽干、舌苔薄而少津。

特效穴位按摩

※ 点按天突穴

位置：颈部前正中线上，胸骨上窝凹陷的中央。

按摩方法：被按摩者仰头，按摩者用中指点按天突穴约2分钟，力度以不影响呼吸为宜。

主治：治疗哮喘、咳嗽、失语、咽喉肿痛、瘿气、梅核气、咳唾脓血、支气管哮喘、支气管炎、喉炎、扁桃体炎等。

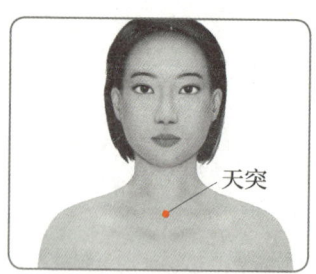
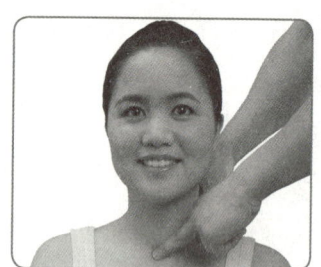

※ 指推膻中穴

位置：胸部正中线上，两乳头连线与胸骨中线的交点。

按摩方法：被按摩者仰卧，按摩者站于一侧，用拇指自下而上推膻中穴约2分钟，以胀麻感向胸部放散为佳。

主治：治疗呼吸困难、咳嗽、胸部疼痛、乳腺增生、乳房疼痛、缺乳症、心悸、肥胖、消瘦等。

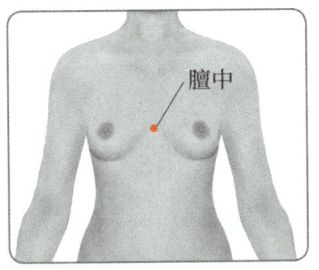
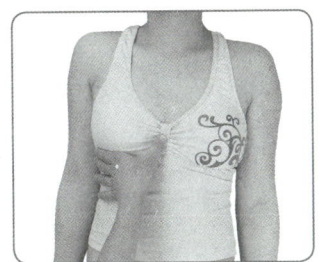

※ 按揉中府穴

位置：胸前臂外上方骨突下第一肋骨下缘的凹陷中央。

按摩方法：被按摩者仰卧或取坐位，按摩者用拇指轻轻按揉中府穴半分钟，然后沿顺时针方向按揉2分钟，以局部酸胀感向肺部放散为佳。

主治：治疗咳嗽、气管炎、支气管哮喘、肺炎等。

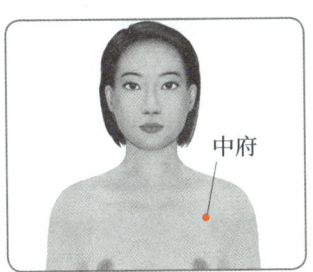
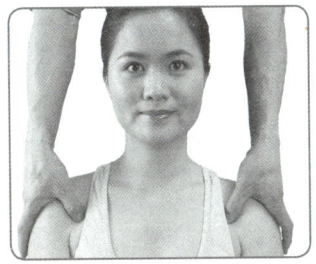

※ 揉掐列缺穴

位置：两手虎口交叉，一手食指按在另一手腕关节上，食指尖下凹陷处。

按摩方法：按摩者一手托住被按摩者前臂，用另一手拇指轻揉列缺穴半分钟，然后用拇指和食指掐按1分钟。

主治：治疗咽喉肿痛、咳嗽气喘、荨麻疹、瘙痒症等。

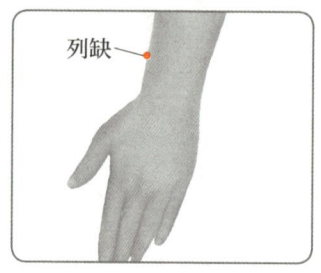
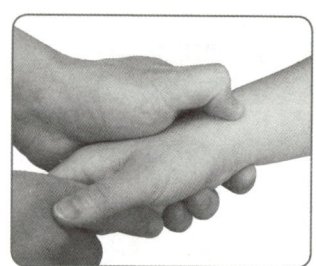

※ 按揉大杼穴

位置：肩胛内侧，第一胸椎棘突下旁开2横指宽处。

按摩方法：被按摩者取坐位或俯卧位，按摩者双手拇指顺时针方向按揉该穴约2分钟，以局部发热为度。

主治：治疗感冒发热、咳嗽、鼻塞、头痛、喉咙痛、肩部酸痛、颈椎痛等。

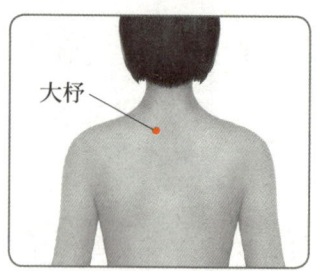
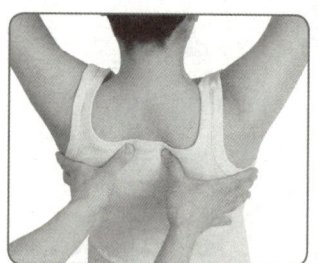

※ 按揉肺俞穴

位置：肩胛骨内侧，第3胸椎棘突下旁开2横指宽处。

按摩方法：被按摩者取坐位或俯卧在床上，按摩者双手拇指顺时针方向按揉肺俞穴约2分钟，然后逆时针方向按揉2分钟，揉至局部发热为度。

主治：治疗感冒咳嗽、支气管炎、哮喘、自汗、盗汗、背部酸痛等。

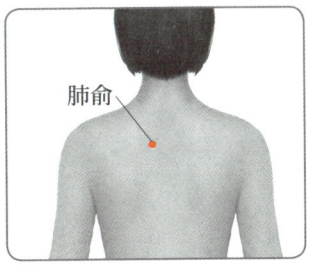
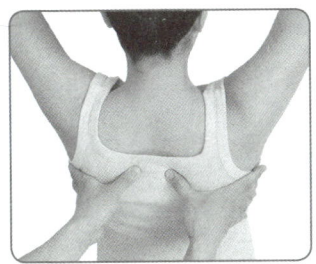

局部按摩

※ 拍打胸部法

左右手交替拍打胸部膻中穴周围64次，拍打的同时伴有半蹲动作，拍打一次半蹲一次，每天3次，以感到胸中之气散开为佳。

※ 揉摩胸胁润肺法

两手十指交叉，用掌面协同大鱼际抚摩前胸及两胁；两掌紧贴胸胁自上而下交替对揉；单掌揉擦胸前面。

心悸

心悸是自觉心跳加快并且很强,并伴有心前区不适感。可有心脏跳动异常快速,或者不规则等现象。本病症可见于多种疾病过程中,多与失眠、健忘、眩晕、耳鸣等并存。凡能引起心脏搏动频率、节律发生异常的因素,均可导致心悸。其主要症状有心跳急剧、惊慌不安、不能自主等。心悸处理不当,易引起病毒性心肌炎,一定要将心悸扼杀在萌芽状态中。

特效穴位按摩

※ 指推膻中穴

位置:胸部正中线上,两乳头连线与胸骨中线的交点。

按摩方法:被按摩者仰卧,按摩者站于一侧,用拇指自下而上推膻中穴约2分钟,以胀麻感向胸部放散为佳。

主治:治疗呼吸困难、心慌、心悸、咳嗽、胸部疼痛、乳腺增生、乳房疼痛、缺乳症、肥胖、消瘦等。

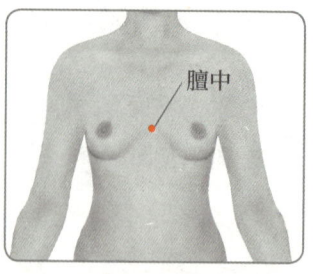

膻中

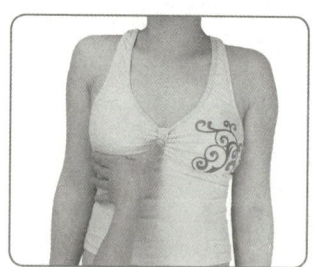

※ 按揉厥阴俞穴

位置：肩胛骨内侧，第4胸椎棘突下旁开2横指宽处。

按摩方法：被按摩者取坐位或俯卧位，按摩者双手拇指顺时针方向按揉厥阴俞约2分钟，然后逆时针方向按揉2分钟，揉至局部发热为度。

主治：治疗咳嗽、心悸心痛、低血压、心慌胸闷、呕吐等。

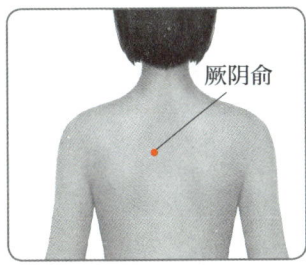
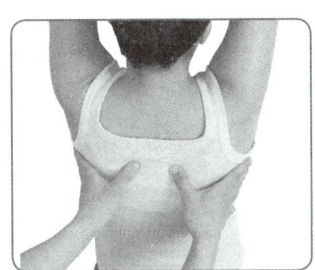

※ 按揉心俞穴

位置：肩胛骨内侧，第5胸椎棘突下旁开2横指宽处。

按摩方法：被按摩者俯卧，按摩者站于一旁，双手拇指沿顺时针方向按揉心俞穴2分钟，然后沿逆时针方向按揉2分钟，以局部感觉酸胀、发热为佳。

主治：治疗心慌、心悸气短、心痛、咳嗽、吐血等。

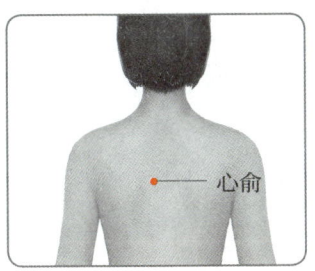
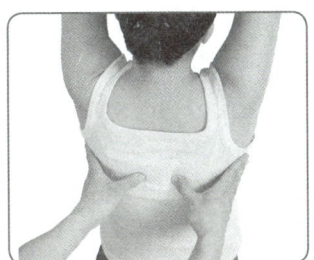

※ 指掐神门穴

位置：掌心向上，腕关节靠小指侧之腕横纹上。

按摩方法：按摩者用一手拇指掐住被按摩者神门穴约1分钟，至感觉酸胀为止，左右手交替进行。

主治：治疗失眠、多梦、心慌、心悸、神经衰弱、精神分裂症等。

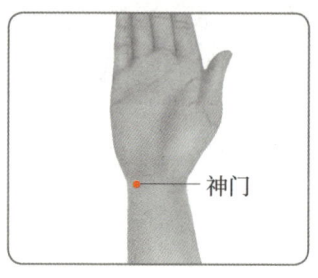
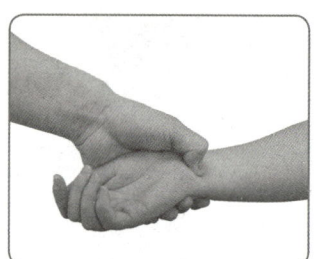

※ 点按内关穴

位置：手臂的内侧中间，腕横纹上约3横指宽处。

按摩方法：按摩者用右手托住被按摩者手指，左手拇指点按内关穴约2分钟，以酸胀感向腕部和手部放散为佳。

主治：治疗心烦、心慌、心悸、心绞痛、胸闷、胸胁痛、冠心病、失眠、胃肠神经官能症等。

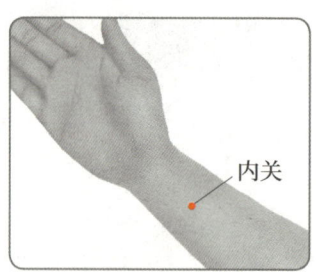
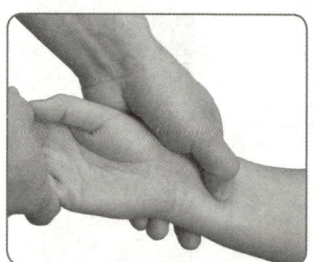

※ 按揉三阴交穴

位置：小腿内侧，内踝尖直上4横指，胫骨后缘处。

按摩方法：按摩者用拇指顺时针方向按揉三阴交2分钟，然后逆时针方向按揉2分钟，以局部有酸胀感为佳。

主治：治疗失眠、心悸、心慌、高血压、月经不调、痛经、阳痿、遗精等。

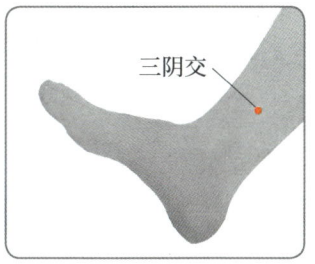
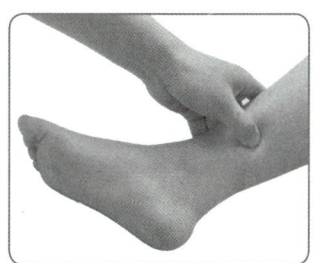

局部按摩

※ 推抚全身滋阴法

被按摩者俯卧，全身放松，按摩者用双掌掌根或鱼际肌，从双肩开始，沿背腰部足太阳膀胱经路线推至双髋及双下肢后面；当推至跟腱时，转向内踝经足弓直至足尖。

小贴士

预防心慌、心悸妙招：保持心情舒畅的同时，自觉紧张时做深呼吸9次，做扩胸运动，或者轻轻拍打胸部36次。心悸患者要保持良好的饮食习惯，也要安排好作息时间。

呃逆

呃逆，俗称"打嗝"，是气逆上冲，喉间呃呃连声，声短而频，不能自制的一种症状。呃逆的发生有很多原因，正常人在进食过程中食用过冷或过热的食物，会发生呃逆现象。这种呃逆可自愈，不用特殊治疗。呃逆也可由多种因素引起，如脑血栓形成、脑炎、中暑、胃炎及肺部或胸膜病变，病后体虚、劳累过度、药物过敏等。

穴位和足部按摩只能治疗常见的呃逆。对于由疾病引起的呃逆，应积极治疗原发病，辅以按摩手段，以止呃逆。

特效穴位按摩

※ 点按止呃穴

位置：眼眶壁上缘内侧凹陷处。

按摩方法：被按摩者仰卧，按摩者坐于其头后，用双手拇指或食指斜向内上方轻轻点按止呃穴1分钟，以局部感到酸胀并能忍耐为佳。

主治：止呃逆专用穴位，能快速止住打嗝，还能治疗眼眶周围疼痛。

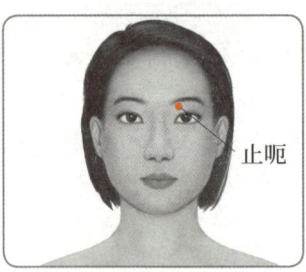
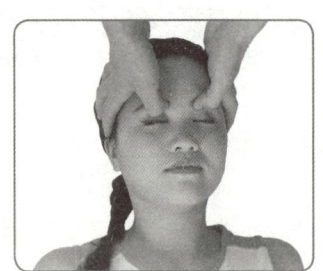

※ 点按内关穴

位置：手臂的内侧中间，腕横纹上约3横指宽处。

按摩方法：按摩者用右手托住被按摩者手指，左手拇指点按内关穴2分钟，以酸胀感向腕部和手部放散为佳。

主治：治疗打嗝不断、恶心、心烦、心慌、心悸、心绞痛、胸闷等。

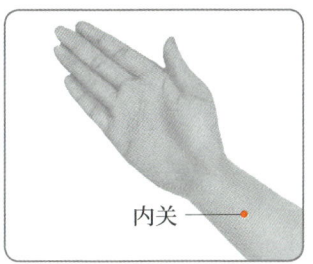
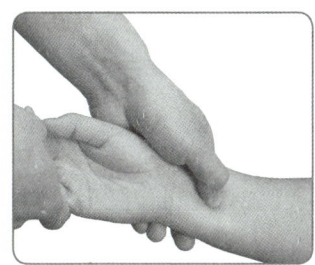

※ 按揉中脘穴

位置：胸骨下端和肚脐连接线中点处。

按摩方法：被按摩者平躺，按摩者用拇指或中指按压中脘穴半分钟，然后沿顺时针方向按揉约2分钟，以局部有酸胀感为佳。

主治：治疗消化系统疾病，如反酸打嗝、便秘、腹胀。

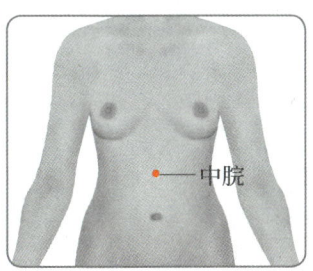
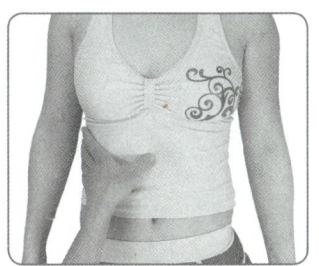

恶心、呕吐

恶心、呕吐是胃内容物返入食管，经口吐出的一种反射动作。可分为三个阶段，即恶心、干呕和呕吐，但有些呕吐无恶心或干呕的先兆。任何疾病只要影响到胃，使胃失和降、胃气上逆，都可能出现恶心、呕吐等症状。其主要症状表现为胃部不舒服，随后就开始感觉恶心。妊娠呕吐是指妇女怀孕时出现的恶心、呕吐症状，一般不需要特殊治疗，但情况严重时我们还是要去看医生。

特效穴位按摩

※ 按揉巨阙穴

位置：位于腹部，左右肋弓相交之处，再向下约2横指宽处。

按摩方法：被按摩者仰卧，按摩者用食指或中指按压巨阙穴约半分钟，然后沿顺时针方向按摩约2分钟，以局部感到酸胀并向整个腹部放散为佳。

主治：治疗恶心呕吐、打嗝、吞酸、腹泻、胸痛、心痛、心烦、惊悸、健忘、胸闷气短、呃逆上气等。

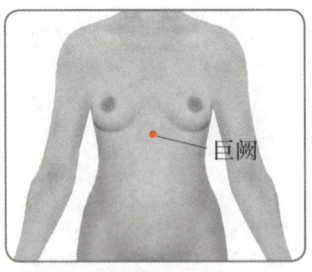
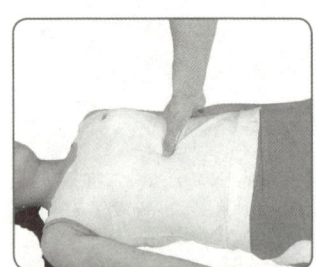

※ 按揉天枢穴

位置：肚脐两侧约3横指宽处。

按摩方法：被按摩者仰卧，按摩者用拇指或中指按压天枢穴约半分钟，然后沿顺时针方向按揉约2分钟，以局部感到酸胀并向整个腹部放散为佳。

主治：治疗恶心、呕吐、便秘、腹泻、痢疾等。

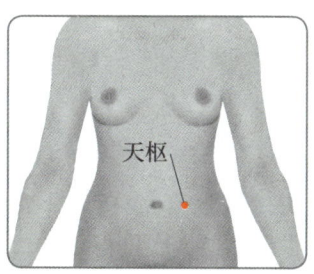
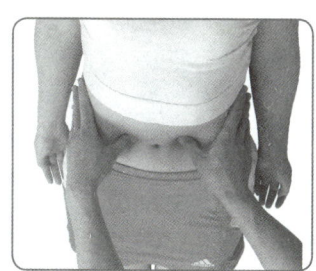

※ 按揉中脘穴

位置：在胸骨下端和肚脐连线中点处。

按摩方法：被按摩者平躺，按摩者用拇指或中指按压中脘穴约半分钟，然后沿顺时针方向按摩约2分钟，以局部感到酸胀为佳。

主治：治疗腹胀、腹痛、腹泻、反酸、恶心、呕吐等。

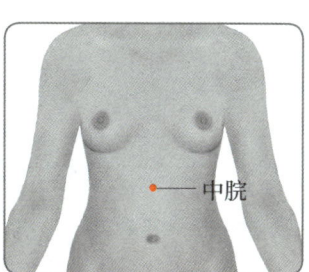
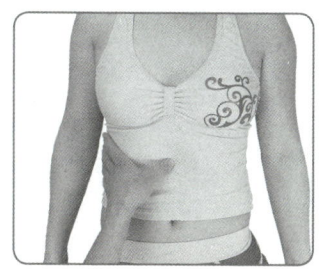

※ 按揉脾俞穴

位置：背部，第11胸椎旁开2横指宽处。

按摩方法：被按摩者俯卧，按摩者两手拇指按在左右两脾俞穴位上（其余四指附着在肋骨上），按揉约2分钟，或捏空拳揉擦穴位30～50次，擦至局部有热感为好。

主治：治疗恶心、呕吐、腹胀、腹泻、便血、黄疸等。

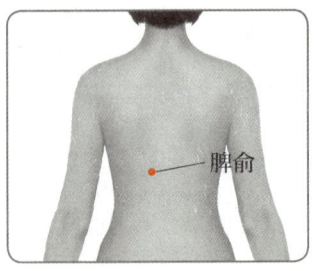
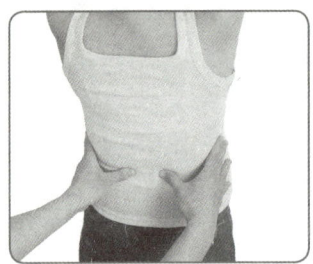

※ 按揉内关穴

位置：手臂内侧中间，腕横纹上约3横指宽处。

按摩方法：按摩者右手托住被按摩者手指，用左手拇指或食指点按内关穴约1分钟，以酸胀感向腕部和手放散为佳。

主治：治疗呕吐、呃逆、胸闷、胸胁痛、失眠、心烦、心悸、心绞痛、胃炎、胃溃疡、中暑、偏头痛等。

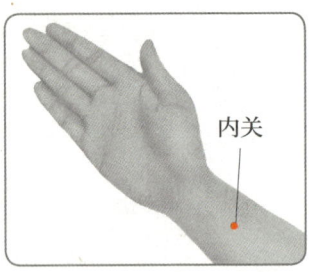
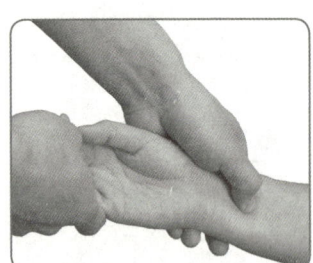

※ 按揉足三里穴

位置：胫骨外侧，在膝盖下方约4横指宽处。

按摩方法：被按摩者膝盖稍屈曲，按摩者用拇指沿顺时针方向按揉约2分钟，然后沿逆时针方向按揉约2分钟。

主治：治疗恶心、呕吐、腹泻、胃痛、腹痛、食欲不振、便秘等。

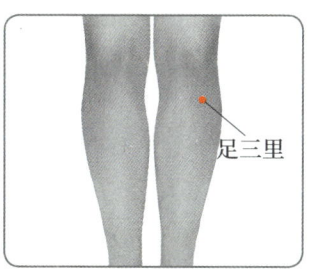
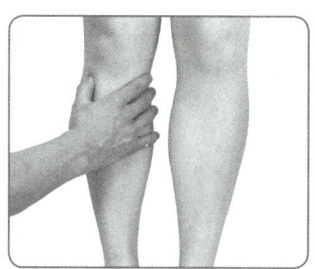

辅助穴位

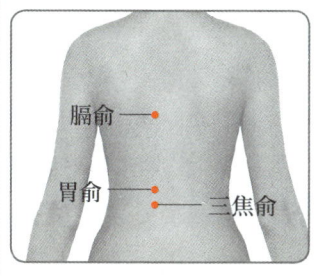
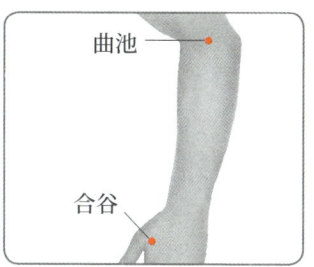

局部按摩

※ 疏肝利胆法

被按摩者仰卧，按摩者用手掌从被按摩者前胸正中向下平推至腹部。同时让被按摩者配合，意想呼气时随手法把气送至小腹，此为降逆止呕法，反复做20次。

胃痛

胃痛又叫作"胃脘痛",疼痛的部位是在剑突下的心窝部。胃痛最常见于胃炎和胃溃疡,多由胃酸刺激胃黏膜引起。胃痛的主要症状为左侧心窝下、胃脘部的胀满、疼痛,有时是隐隐作痛,有时是剧烈疼痛。呕吐后疼痛会减轻。中医认为胃痛发生的原因有两类:一是由于忧思恼怒、肝气失调、横逆犯胃所引起;二是由脾不健运、胃失和降而导致。

胃痛与胃、肝、脾关系密切,按摩重在调节胃、脾、肝三脏的功能,按摩治疗胃痛效果好,平时要注意天气变化、饮食冷暖。

特效穴位按摩

※ 按揉中脘穴

位置:在胸骨下端和肚脐连线中点处。

按摩方法:被按摩者平躺,按摩者用拇指或中指按压中脘穴约半分钟,然后沿顺时针方向按揉约2分钟,以局部感到酸胀为佳。

主治:治疗胃痛、胃胀、反酸、呕吐、腹胀、腹痛等。

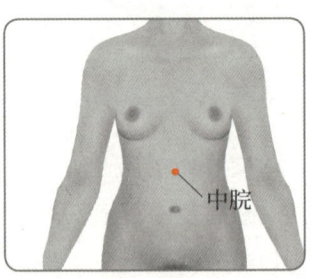
中脘

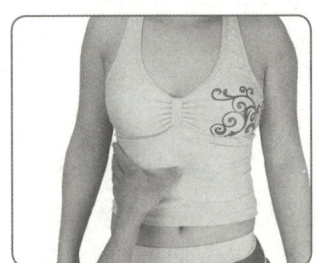

※ 按揉天枢穴

位置：肚脐两侧约3横指宽处。

按摩方法：被按摩者仰卧，按摩者用拇指或中指按压天枢穴约半分钟，然后沿顺时针方向按摩约2分钟，以局部感到酸胀为佳。

主治：治疗胃痛、胃胀、反酸、恶心、呕吐、腹痛等。

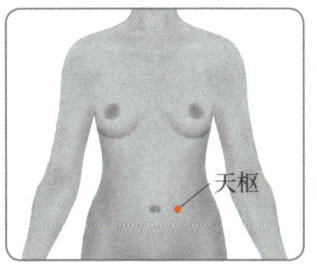
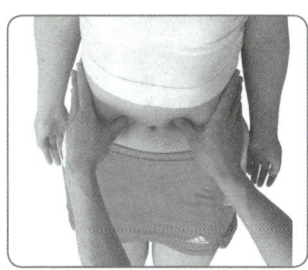

※ 按揉内关穴

位置：手臂的内侧中间，腕横纹上约3横指宽处。

按摩方法：按摩者左手托住被按摩者手指，用左手拇指或食指点按内关穴约1分钟，以酸胀感向腕部和手放散为佳。

主治：治疗胃痛、呕吐、呃逆、胸闷、胸胁痛、失眠、心烦、心悸、心绞痛、中暑、偏头痛等。

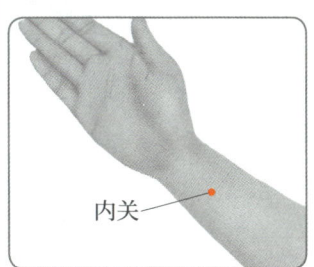
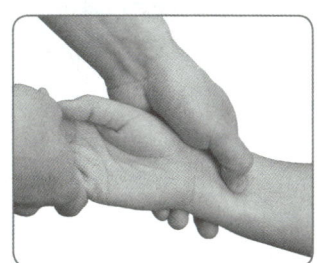

※ 按揉足三里穴

位置：胫骨外侧，在膝盖下方约4横指宽处。

按摩方法：被按摩者平躺或膝盖稍屈曲，按摩者用拇指沿顺时针方向按揉约2分钟，再沿逆时针方向按揉约2分钟，以局部感到酸胀为佳。

主治：治疗恶心、呕吐、腹泻、胃痛、腹痛等。

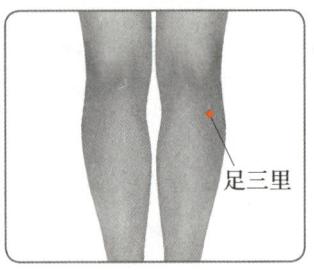

足三里

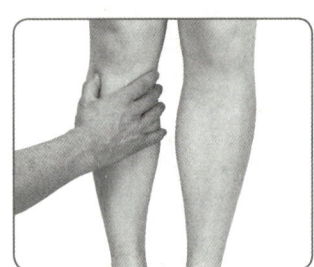

局部按摩

※ 按摩胃部

用手掌根按住上腹胃部，顺时针方向按摩2分钟。有胃不适、恶心呕吐症状时，可随时按摩。

小贴士

在肚脐眼和中脘穴上滴1～2滴精油或清凉油，可以有效地减轻胃痛症状。另外还要注意以下几点：

1. 修身养性，戒忧思、恼怒、恐惧。
2. 合理安排作息，避免工作过度紧张、疲劳。
3. 节制饮食，少吃多餐，以面食为主，低脂肪。

便秘

便秘就是大便不通。引起便秘的原因很多，常发生在久坐、缺乏运动、粗纤维食物摄入过少的人群中，女性比男性更容易便秘。主要症状为大便秘结不通、粪便干燥艰涩难解。可能有食欲减退、口苦、腹胀、焦虑等表现。患便秘的人易疲劳、乏力、失眠、颈肩僵硬，女性易出现月经不调、粉刺、雀斑、皮肤粗糙等症状。

特效穴位按摩

※ 揉擦八髎穴

位置：在骶椎上，分为上髎、次髎、中髎和下髎，左右共8个穴位，分别在第1、2、3、4骶后孔中，合称"八髎穴"。

按摩方法：被按摩者取俯卧位，按摩者站于一侧，两手掌交替着力，一手扶其背部，另一手紧贴骶部两侧八髎穴，自上而下揉擦至尾骨两旁，时间约2分钟，以局部有酸胀感为佳。

主治：治疗腰骶部疼痛、便秘、小腹胀痛、盆腔炎、小便不利、月经不调、痔疮等。

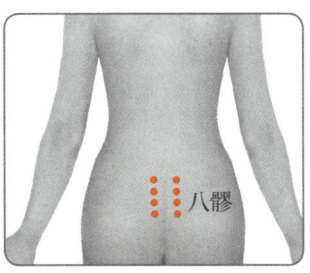
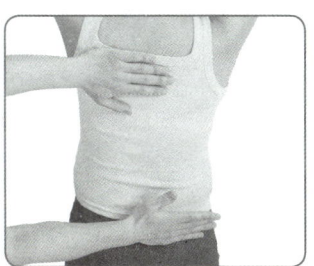

※ 按揉中脘穴

位置：胸骨下端和肚脐连接线中点处。

按摩方法：被按摩者平躺，按摩者用拇指或中指按压中脘穴半分钟，然后沿顺时针方向按揉约2分钟，以局部有酸胀感为佳。

主治：治疗消化系统疾病，如便秘、腹胀、腹泻等。

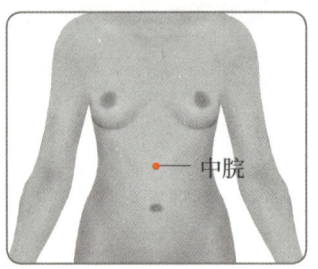
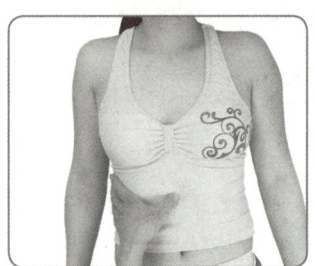

※ 按揉支沟穴

位置：手背腕横纹正中上约4横指宽处，在前臂两骨头之间的凹陷中。

按摩方法：按摩者用手指指面或指节向下按压，或顺时针方向按揉约2分钟，以局部有酸胀感为佳。

主治：治疗习惯性便秘、肩臂酸痛、小便困难等。

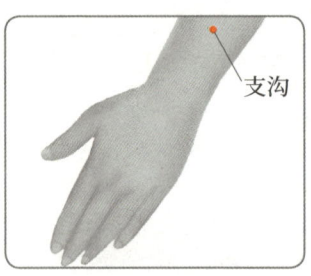
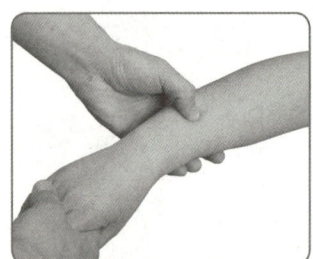

※ 按揉大肠俞穴

位置：腰部，位于第四腰椎棘突下两侧约2横指宽处。

按摩方法：被按摩者俯卧，按摩者用拇指或掌根按揉两侧大肠俞约2分钟，以局部有酸胀感为佳。

主治：治疗便秘、腹痛、腹胀、腹泻、腰背疼痛，还可治疗男子早泄等。

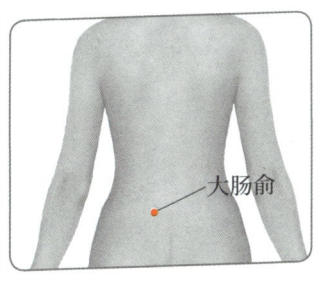
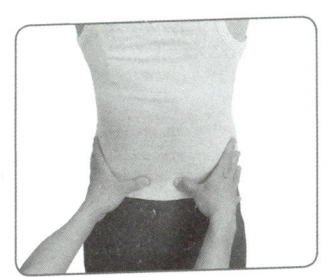

※ 按揉天枢穴

位置：肚脐两侧约3横指宽处。

按摩方法：被按摩者仰卧，按摩者用拇指或中指按压天枢穴半分钟，然后沿顺时针方向按揉2分钟，再沿逆时针方向按揉2分钟，以局部感到酸胀并向整个腹部放散为好。

主治：治疗便秘、腹痛、腹胀、腹泻、痢疾等胃肠病。

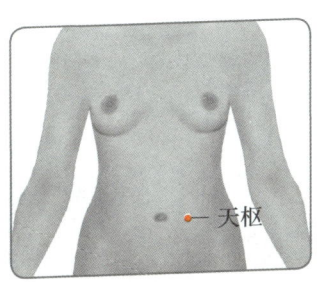
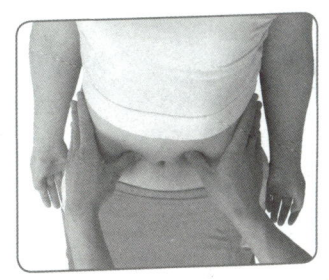

辅助穴位

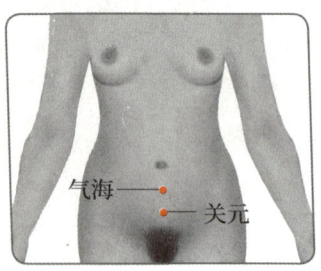
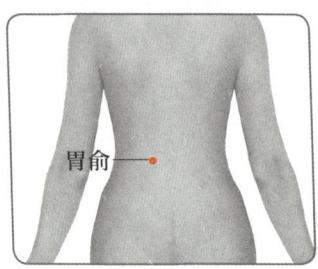

局部按摩

※ 圆瓶滚腹

手边有玻璃圆瓶如饮料瓶时，可以顺手拿来，在腹部上下滚动，对便秘很有好处。

※ 按揉腹部

双手虎口交叉，掌心对准肚脐，紧贴肚皮，顺时针方向按摩腹部120次，至微微发热为佳。

※ 温冲肚脐

洗澡时可以用喷头对着肚脐周围冲击腹部，水温适当，可以促进胃肠的运动，预防便秘。

> **小贴士**
>
> 便秘者应定时起床、经常跑步，并养成散步的好习惯，每天至少步行20～30分钟，可以帮助胃肠消化、蠕动；早餐前喝杯热开水，能帮助肠蠕动。

痔疮

痔疮是肛门内外静脉曲张、血管肿胀引起的,分为内痔、外痔和混合痔。引起痔疮的原因有长期便秘、腹泻、久站、久坐等。其主要症状为肛门附近有肉眼可视的肉疙瘩,大小、数量不等。按摩可促进患部的血液循环,消肿散结,同时增进胃肠蠕动,避免便秘的发生。对年老体弱者还有促进新陈代谢,增强机体免疫功能的作用。

特效穴位按摩

※ 揉擦八髎穴

位置:在骶椎上,分为上髎、次髎、中髎和下髎,左右共8个穴位,分别在第1、2、3、4骶后孔中,合称"八髎穴"。

按摩方法:被按摩者俯卧位,按摩者站于一侧,一手扶其腰部,另一手紧贴骶部两侧八髎穴,自上而下推擦至尾骨两旁,时间约2分钟。

主治:治疗腰骶部疼痛、小便不利、月经不调、小腹胀痛、痔疮等。

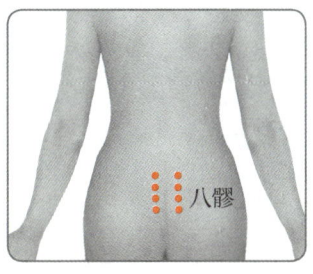
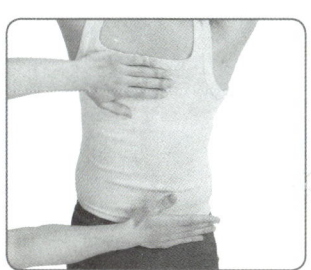

※ 点按会阳穴

位置：在尾骨端旁开1小指宽处。

按摩方法：被按摩者俯卧，按摩者用拇指轻轻点按会阳穴约2分钟，以有酸胀感能忍受为宜。

主治：治疗痔疮、肛门热痛、前列腺增生、遗精、遗尿、阴痛、阴痒、阴部潮湿多汗、脱肛、阴挺、月经不调等。

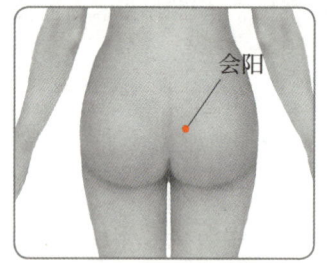
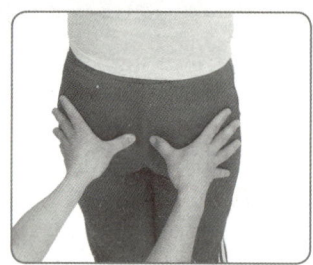

※ 点按长强穴

位置：在尾骨下端与肛门之间的中点凹陷处。

按摩方法：被按摩者俯卧，按摩者用中指轻轻点按长强穴约2分钟。

主治：治疗痔疮、脱肛、腹泻、便秘、原发性闭经、继发性闭经等。

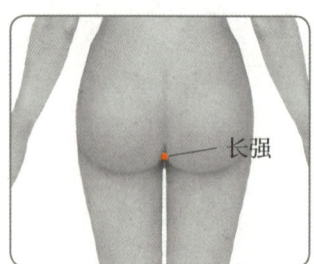
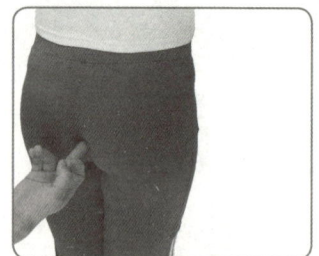

※ 点按会阴穴

位置：位于人体的会阴部，男性当阴囊根部与肛门连线的中点，女性当大阴唇后联合与肛门连线的中点。

按摩方法：被按摩者仰卧，按摩者用中指轻轻点按会阴穴约2分钟，以酸胀感能忍受为宜。

主治：治疗痔疮、前列腺增生、遗精、遗尿、阴痛等。

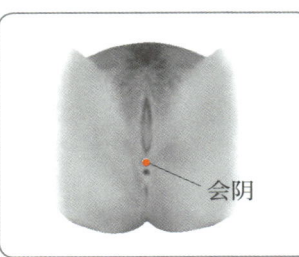
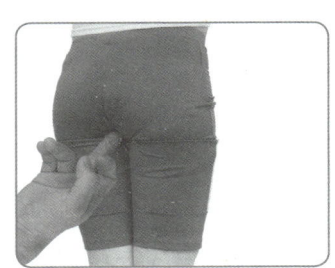

※ 按揉承山穴

位置：跷脚趾时，小腿肚呈"人"字形纹顶端凹陷处。

按摩方法：被按摩者俯卧，按摩者站于其旁，用大拇指或掌根顺时针方向按揉约2分钟，再逆时针方向按揉约2分钟，或捏揉小腿肌肉，以局部有酸胀感为佳。

主治：治疗痔疮、脱肛、便秘、坐骨神经痛等。

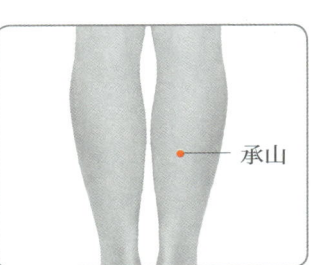
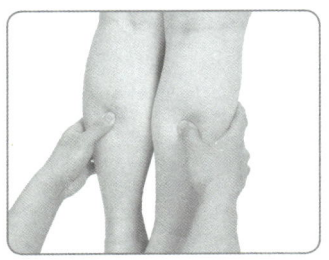

※ 点按肾俞穴

位置：腰部，第2腰椎棘突旁开2横指宽处。

按摩方法：被按摩者俯卧，按摩者用两手大拇指按肾俞穴半分钟，再沿顺时针方向按揉2分钟，然后沿逆时针方向按揉2分钟，以局部有酸胀感为佳。

主治：治疗阳痿、早泄、月经不调等。

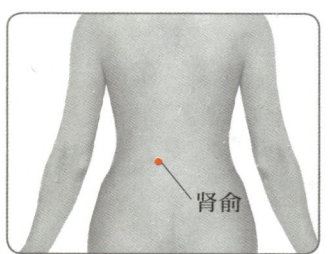
肾俞

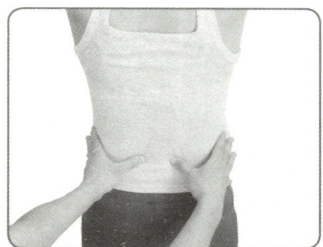

局部按摩

※ 摩腹

双手虎口交叉，掌心对准肚脐，紧贴肚皮，沿顺时针方向按摩腹部60次，直到腹部微微发热。

※ 按压肛门

将医用纱布紧贴肛门，右手食指和中指并放在纱布上，按压肛门，一按一松，反复50～70次。每天坚持3次，每次约2分钟。

第三章 每日十分钟，按摩调理慢性病

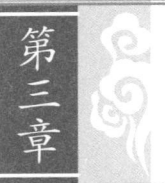

慢性腹泻

腹泻指大便次数增多、粪质稀溏、水分增加的症状，分急性和慢性两类。慢性腹泻指病程在两个月以上或间歇期在2～4周内的复发性腹泻。主要症状为大便次数增多，大便中夹带没有完全消化的食物，严重的大便泄下如水。腹泻的主要病变在于脾胃与大小肠的功能失调。经络按摩治疗慢性腹泻应以健脾和胃、温肾壮阳、疏肝理气为主。

特效穴位按摩

※ 按揉脾俞穴

位置：第11胸椎棘突下旁开2横指处，将两臂伸直紧贴身体，两肘尖连线的中点即为第11胸椎。

按摩方法：被按摩者俯卧在床上，按摩者用两手拇指按在左右脾俞穴位上（其余四指附着在肋骨上），按揉约2分钟，至局部有酸胀感为佳。

主治：治疗腹胀、腹泻、呕吐、痢疾、便血等脾胃肠道疾病。

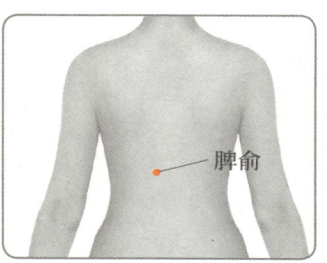
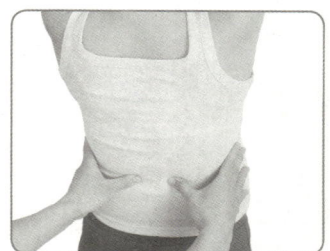

※ 点按中脘穴

位置：胸骨下端和肚脐连接线中点处。

按摩方法：被按摩者仰卧，按摩者用拇指或中指点按中脘穴半分钟，再沿顺时针方向揉2分钟，以局部有酸胀感为佳。

主治：治疗消化系统疾病，如腹胀、腹泻、腹痛、呕吐、便秘等，此外对治疗青春痘、精力不济、神经衰弱等也很有效。

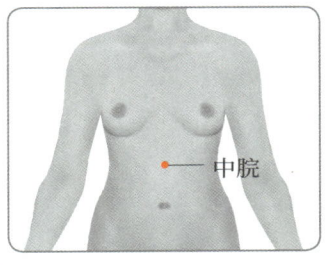 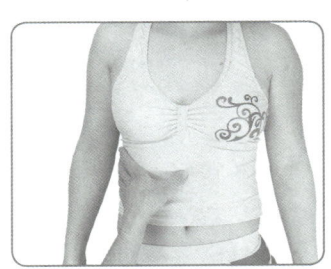

※ 按揉天枢穴

位置：肚脐两侧约3横指宽处。

按摩方法：被按摩者仰卧，按摩者用拇指沿顺时针方向按揉天枢穴半分钟，然后沿逆时针方向按揉2分钟，以局部感到酸胀并向整个腹部放散为好。

主治：治疗腹痛、腹胀、便秘、腹泻、痢疾等肠胃病。

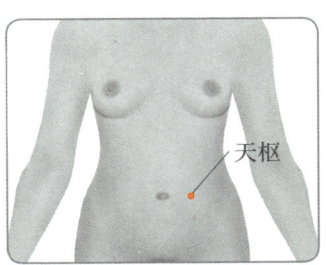 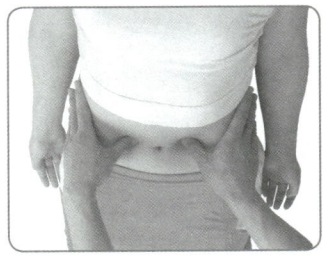

※ 按揉气海穴

位置：肚脐直下约2横指宽处。

按摩方法：被按摩者仰卧，按摩者用拇指或中指沿顺时针方向按揉气海穴2分钟，然后沿逆时针方向按揉2分钟或用艾条对准熏到皮肤有红晕为止。

主治：治疗腹痛、腹胀、便秘、腹泻等。

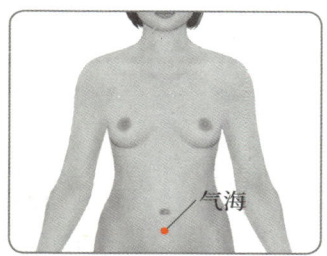
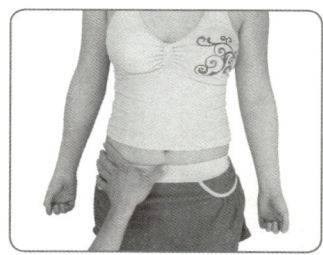

※ 按揉关元穴

位置：从肚脐到耻骨上方画一线，将此线5等分，从肚脐往下3/5处。

按摩方法：被按摩者仰卧，按摩者站于一侧，先按顺时针方向按揉关元穴2分钟，再按逆时针方向按揉2分钟。

主治：治疗腹痛、腹泻、腹胀、月经不调、痛经等。

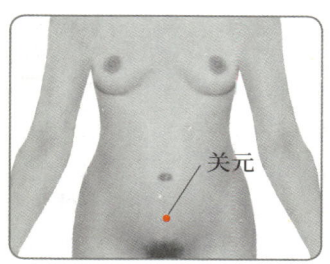
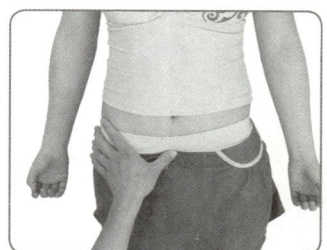

※ 按揉足三里穴

位置：胫骨外侧，在膝盖下方约4横指宽处。

按摩方法：被按摩者平躺，按摩者用拇指按顺时针方向按揉2分钟，再按逆时针方向按揉2分钟，以局部感到酸胀为佳。

主治：治疗消化系统疾病，如腹泻、腹痛、食欲不振等。

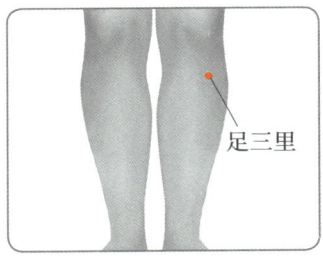
足三里

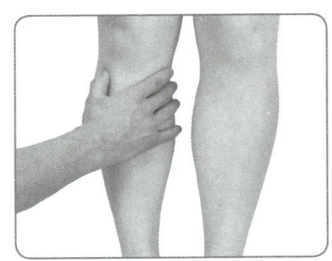

局部按摩

※ 加热肚脐

睡前洗澡的时候用热水冲肚脐，或者用热毛巾盖在肚脐上，可以改善腹泻。

※ 卧功

睡前平卧于床上，意守丹田，自然呼吸，以一掌心按摩脐部，以脐为中心，逐渐增大按摩范围，按顺时针、逆时针方向各按摩36次，直到腹部发热为止。

※ 揉腹

将两手搓热，先用左手掌沿大肠蠕动方向绕脐做圆圈运动，即由右下腹行至右上腹、左上腹、左下腹而延至右下腹，如此反复100次，然后以右手搓丹田100次。

腹痛腹胀

腹痛是指胃脘部以下、耻骨联合以上的疼痛。腹胀是指人感觉到腹部膨胀、沉重不适的症状。腹痛腹胀主要表现为胃脘部以下、耻骨联合以上的胀满、疼痛。肚脐周围疼痛比较常见，有时伴有剧烈疼痛。按摩对治疗慢性腹胀腹痛疗效较好，对急性而且剧烈的腹痛或慢性腹痛急性加重，应先到医院检查，并配合其他疗法进行。

特效穴位按摩

※ 按揉中脘穴

位置：在胸骨下端和肚脐连接线中点处。

按摩方法：取仰卧位或坐位，先用食指或中指点按中脘穴半分钟，然后沿顺时针方向按揉2分钟，以局部有酸胀感为佳。

主治：治疗消化系统疾病，如腹胀、腹泻、腹痛、呕吐、便秘等，此外对一般胃病、青春痘、精神不振、神经衰弱也很有效。

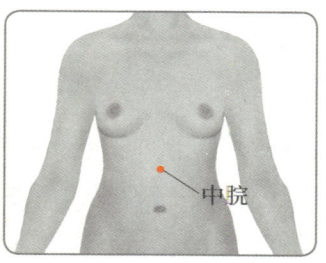
中脘

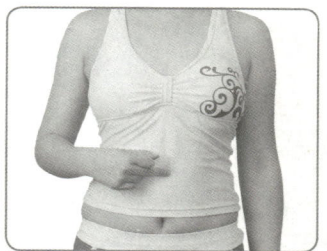

※ 按揉下脘穴

位置：前正中线上，肚脐往上约3横指宽处。

按摩方法：取仰卧位或坐位，先用食指或中指点按下脘穴半分钟，然后沿顺时针方向按揉2分钟，以局部有酸胀感为佳。

主治：治疗腹胀、腹痛、腹泻、反酸、恶心、呕吐、便秘等。

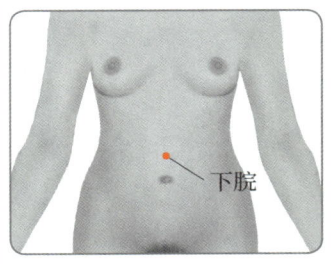
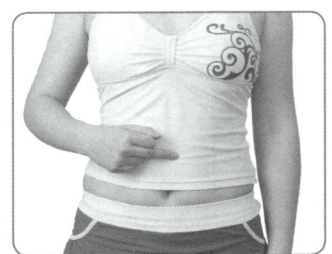

※ 按揉天枢穴

位置：肚脐两侧约2横指宽处。

按摩方法：取坐位或仰卧位，用双手拇指或中指按压两侧天枢穴半分钟，然后沿顺时针方向按揉2分钟，以局部感到酸胀并向整个腹部放散为好。

主治：治疗腹痛、腹胀、恶心、呕吐、便秘、腹泻等。

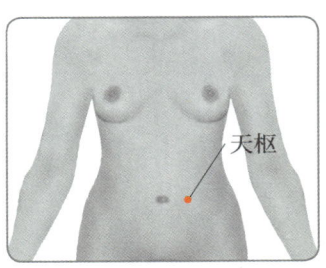
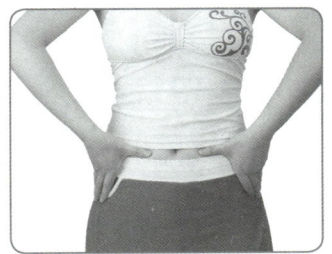

※ 按揉气海穴

位置：肚脐直下约2横指宽处。

按摩方法：中指指端放于气海穴，沿顺时针方向按揉2分钟，揉至发热时疗效最佳。

主治：治疗腹痛、腹胀、便秘、腹泻及女性月经不调、痛经、闭经、男子阳痿、早泄、遗精等。

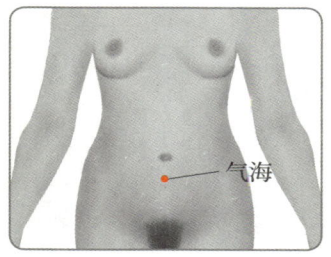
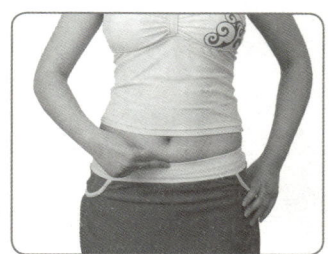

※ 按揉足三里穴

位置：胫骨外侧，在膝眼下方约4横指宽处。

按摩方法：取坐位，两手拇指分别按于两侧足三里穴，其余4指附于小腿后侧，向外按揉20～40次，以局部感到酸胀为佳。

主治：治疗腹泻、腹痛、食欲不振、便秘、打嗝等。

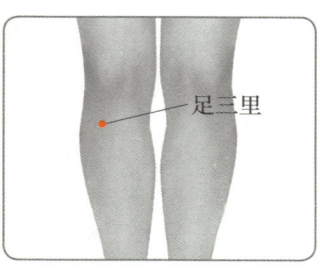
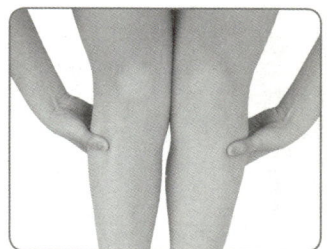

辅助穴位

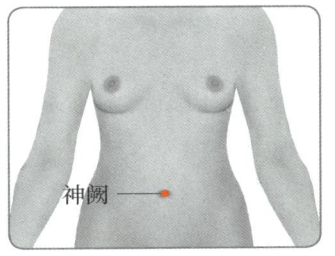
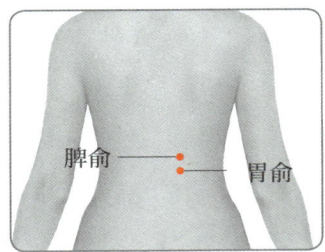

局部按摩

※ 按摩腹部

双手虎口交叉,掌心对准肚脐,紧贴肚皮,顺时针方向按摩腹部60次,至腹部微微发热,自觉腹中有气在翻动为佳。

※ 推任脉

取仰卧位,自然呼吸,两手掌自然伸平翘起,用右手掌为着力点,从任脉向下轻轻平推,经过肚脐止于耻骨联合毛际处,如此反复平推20~30次。

※ 分推肋下

四指并拢,双手分别置于剑突两侧,沿肋分推20~30次。

慢性肝炎

慢性肝炎是指由病毒感染等原因引起，病程持续6个月以上的肝脏慢性炎症。慢性肝炎的病原学以感染乙、丙、丁型肝炎病毒为主。根据其症状体征及肝脏的病理改变分为慢性迁延性肝炎和慢性活动性肝炎。慢性迁延性肝炎患者常见症状为乏力、食欲不振、肝区轻微疼痛，偶尔出现黄疸、肝脏轻度肿大。慢性活动性肝炎患者症状为乏力、厌食、腹胀、肝区痛等，中、重度黄疸，肝大，脾脏常可触及，肝病面容，有蜘蛛痣及肝掌。慢性肝炎对人体的危害非常大，每一个家庭都应该关注。

特效穴位按摩

※ 按揉肝俞穴

位置：背部，在第9胸椎棘突下旁开2横指宽处。

按摩方法：被按摩者俯卧，按摩者用双手拇指先按顺时针方向按揉肝俞穴约2分钟，再按逆时针方向按揉约2分钟，以局部有酸胀感为宜。

主治：治疗肝功能异常、肝大、厌食油腻、恶心、食欲不振等。

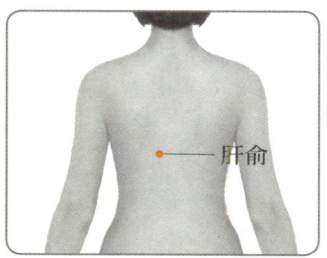
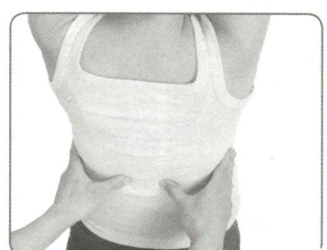

※ 按揉脾俞穴

位置：背部，第11胸椎棘突下旁开2横指宽处。

按摩方法：被按摩者俯卧，按摩者两手拇指按在左右两脾俞穴位上（其余四指附着在肋骨上），按揉约2分钟，以局部有酸胀感为佳。

主治：治疗食欲不振、腹胀、腹泻、黄疸等。

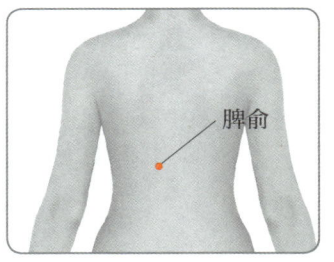
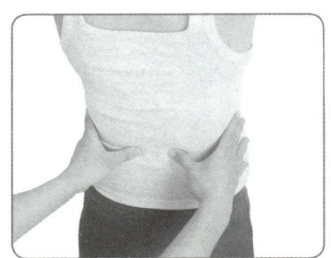

※ 点揉期门穴

位置：乳头直下约3横指宽处的肋间隙。

按摩方法：被按摩者仰卧，按摩者用双手拇指点揉期门穴约3分钟，以局部感到酸胀感为佳。

主治：治疗胸胁胀痛、腹胀、恶心、呕吐、吐酸水、食欲不振等。

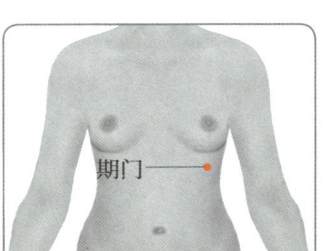
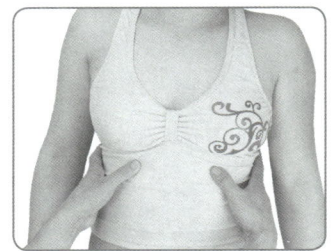

※ 点按阳陵泉穴

位置：膝盖斜下方，小腿外侧腓骨小头前下方凹陷中。

按摩方法：被按摩者仰卧或侧卧，按摩者用大拇指沿顺时针方向点按阳陵泉约2分钟，然后沿逆时针方向点按约2分钟，以酸胀感向小腿前外侧放散为佳。

主治：治疗食欲不振、厌食油腻、慢性肝炎、胆囊炎等。

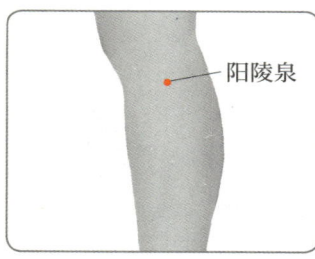 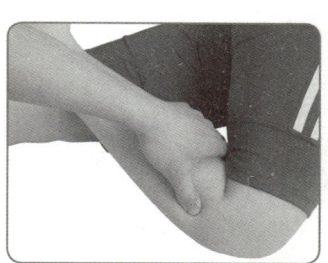

※ 点按足三里穴

位置：胫骨外侧，在膝盖下方约4横指宽处。

按摩方法：被按摩者平躺或膝盖稍屈曲，按摩者用拇指沿顺时针方向点按约2分钟，然后沿逆时针方向点按约2分钟，以局部感到酸胀为佳。

主治：治疗恶心、呕吐、气短乏力、食欲不振等。

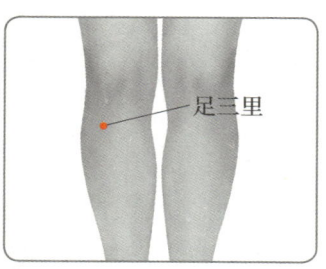 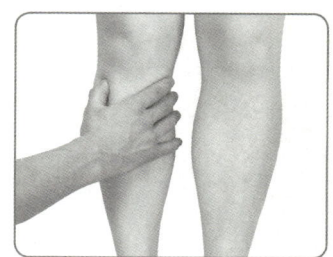

※ 点揉太冲穴

位置：脚背面，第1、2脚趾根部结合处后方的凹陷处。

按摩方法：按摩者用大拇指或食指点揉被按摩者太冲穴3分钟，以局部感到酸胀为佳。

主治：治疗肝功能轻度减退、肝区疼痛、肝大、腹胀不适等。

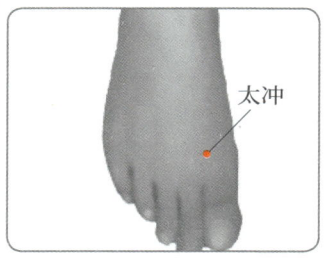
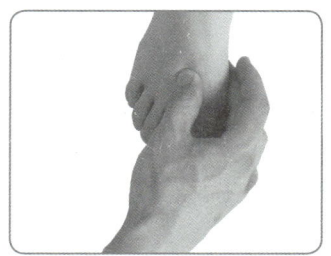

辅助穴位

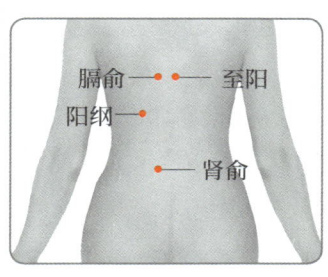
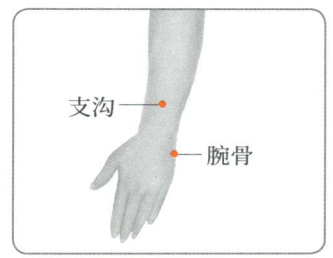

局部按摩

※ 摩腹

被按摩者仰卧，按摩者用一手掌紧贴在肝区，按顺时针方向慢慢摩动，以有温热感为宜。

慢性胃炎

慢性胃炎是由于长期受到伤害性刺激、反复摩擦损伤、饮食无规律、情绪不佳等原因引起的一种胃黏膜炎性病变。本病病情轻重不一，按胃镜和病理等所见可分为浅表性胃炎、萎缩性胃炎和特殊类型胃炎。临床表现以慢性上腹痛、消化不良等症状为主，常反复发作。以20～40岁的男性人群多见，但萎缩性胃炎则以40岁以上者为多见。

特效穴位按摩

※ 按揉胃俞穴

位置：第12胸椎棘突下，左右2横指宽处。

按摩方法：取坐位或立位，双手中指分别按于两侧胃俞穴，用力按揉30～50次；或握拳用食指掌指关节突起部按揉穴位；或握空拳揉擦穴位30～50次，擦至局部有热感为佳。

主治：治疗一切消化系统疾病，对糖尿病、低血压等慢性疾病也有很好的疗效。

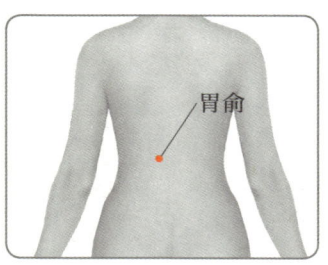
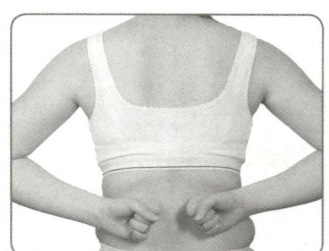

※ 按揉脾俞穴

位置：背部，第11胸椎棘突下旁开2横指宽处。

按摩方法：被按摩者俯卧，按摩者两手拇指按在左右两脾俞穴上（其余四指附着在肋骨上），按揉约2分钟，以局部有酸胀感为佳。

主治：治疗食欲不振、腹胀、腹泻、黄疸等。

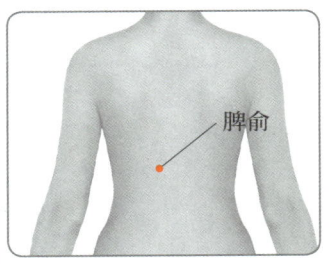
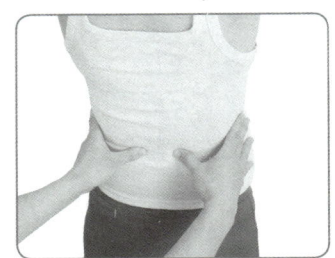

局部按摩

※ 掌推胸腹

被按摩者仰卧，按摩者站其身侧，用掌推法自膻中穴推至肚脐，重复10次。施术时用手掌着力于治疗部位上，进行单方向的直线推动。推动时应轻而不浮，重而不滞，手指在前，手掌在后，速度均匀，不可忽快忽慢。

※ 摩腹

被按摩者仰卧，按摩者手掌附着于被按摩者腹部，用掌摩法顺时针摩腹约5分钟，按如下顺序进行：右下腹→右上腹→左上腹→左下腹→右下腹。注意要以前臂带动腕及着力部位作环旋揉动，摩腹要有节奏，力度需作用到肠胃。

慢性胆囊炎

慢性胆囊炎是胆囊的慢性病变，是一种最常见的胆囊疾病。慢性胆囊炎症状、体征不典型，多数表现为胆源性消化不良，厌油腻食物、上腹部闷胀、嗳气、胃部灼热等，与溃疡病或慢性阑尾炎近似，胆囊区可有轻度压痛或叩击痛。若胆囊积水，常能扪及圆形、光滑的囊性肿块。绝大多数患者伴有胆囊结石症状，该病的发生可因胆囊管结石引起胆汁浓缩，刺激胆囊引起慢性炎症或分泌过多造成胆囊积水，也可因胆固醇沉积在胆囊黏膜，引起慢性炎症。极少数是由细菌或寄生虫所引起。

特效穴位按摩

※ 点揉胆俞穴

位置：肩胛骨内侧，第10胸椎下旁开2横指宽处。

按摩方法：取坐位或立位，两手握拳，用4指掌指关节突起部点揉胆俞约2分钟，以局部有酸胀感为佳。

主治：治疗胆囊炎、肝炎、胃炎、溃疡病、呕吐、食道狭窄、肋间神经痛、失眠、癔症、胆石症、胆道蛔虫症、胸膜炎、高血压等。

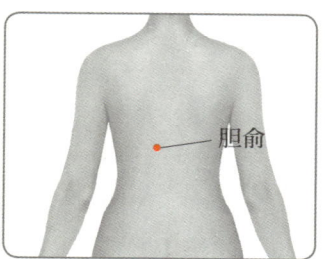
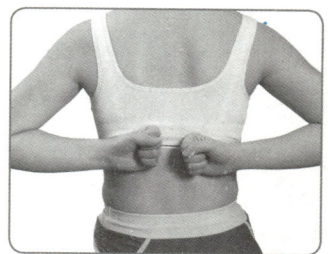

※ 按揉肝俞穴

位置：背部，在第9胸椎棘突下旁开2横指宽处。

按摩方法：被按摩者俯卧，按摩者用双手拇指先沿顺时针方向按揉肝俞穴约2分钟，再沿逆时针方向按揉约2分钟，以局部有酸胀感为宜。

主治：治疗肝功能异常、肝大、厌食油腻等。

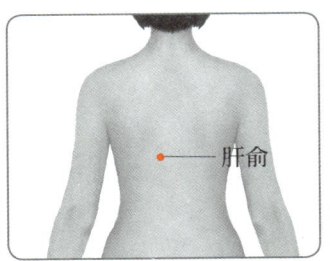
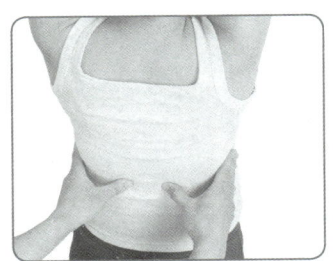

局部按摩

※ 分推上腹

被按摩者取仰卧位，按摩者站于其身侧或身后，以双手在肋弓部作分推法20～30次。分推胁肋时，十指微屈或以两手拇指桡侧及大鱼际着力于上腹部由中间向两侧分推。注意着力部位要紧贴皮肤，压力适中，做到轻而不浮，重而不滞。

※ 摩腹

被按摩者取仰卧位，按摩者手掌附着于被按摩者腹部，用掌摩法顺时针摩腹约5分钟，按如下顺序进行：右下腹→右上腹→左上腹→左下腹→右下腹。

慢性阑尾炎

关于慢性阑尾炎的定义目前还有许多不同的意见,一般认为慢性阑尾炎是指因阑尾壁纤维组织增多,管腔部分狭窄或闭合,周围粘连形成等病理变化,引起慢性炎症性疾病。该病根据发病急缓和轻重可分为:急性、亚急性、慢性,可发生脓肿、坏疽和穿孔导致腹膜炎等并发症。一般诊断治疗并不困难,愈后良好。其临床以反复发作的右下腹疼痛为主要特征。

特效穴位按摩

※ 按揉足三里穴

位置:胫骨外侧,在膝盖下方约4横指宽处。

按摩方法:被按摩者仰卧,膝盖稍屈曲,按摩者用拇指沿顺时针方向按揉足三里穴约2分钟,然后沿逆时针方向按揉约2分钟,以局部感到酸胀为佳。

主治:治疗打嗝、呕吐、腹泻、腹痛、食欲不振、便秘、贫血、低血压、更年期综合征、腰腿痛等。

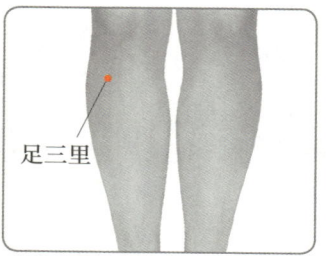
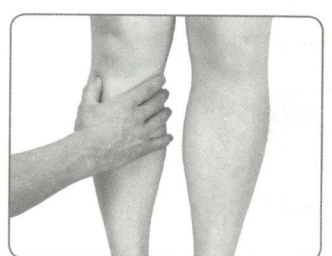

※ 点按阳陵泉穴

位置：膝盖斜下方，小腿外侧腓骨小头前下方凹陷中。

按摩方法：被按摩者仰卧或侧卧，按摩者用大拇指沿顺时针方向点按阳陵泉约2分钟，然后沿逆时针方向点按约2分钟，以酸胀感向小腿前外侧放散为佳。

主治：治疗阑尾炎、厌食油腻、慢性肝炎、胆囊炎等。

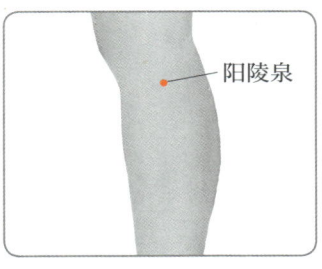
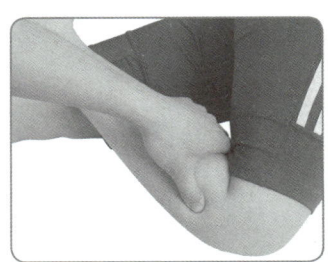

局部按摩

※ 摩腹

被按摩者取仰卧位，按摩者手掌附着于被按摩者腹部，用掌摩法顺时针摩腹约5分钟，按如下顺序进行：右下腹→右上腹→左上腹→左下腹→右下腹。注意要以前臂带动腕及着力部位作环旋揉动，摩腹要有节奏，力度需作用到肠胃。

▼摩腹

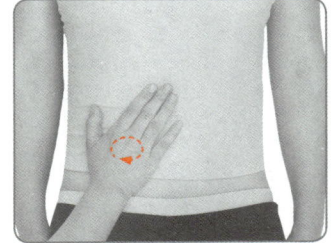

慢性支气管炎

慢性支气管炎是由多种病因所致的气管、支气管黏膜及其周围组织的慢性非特异性炎症。受凉、吸烟及感冒常使本病诱发或加重。临床上主要表现为慢性咳嗽、咳痰、反复感染,或伴有喘息。中老年人是其主要发病人群,如果治疗延迟或者病情严重则可发展为阻塞性肺气肿和慢性肺源性心脏病。

特效穴位按摩

※ 按揉膻中穴

位置:在胸部正中线上,两个乳头连线与胸骨中线的交点处。

按摩方法:取坐位或仰卧位,用右手拇指指腹或大鱼际按揉膻中穴,按顺时针方向,指力由轻到重再轻,约2分钟。

主治:治疗呼吸困难、咳嗽、胸部疼痛、乳腺增生、乳房疼痛、缺乳症、心悸等。

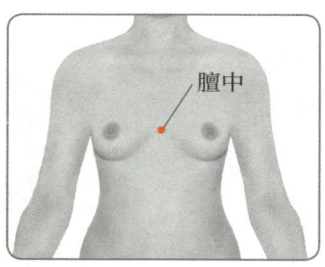
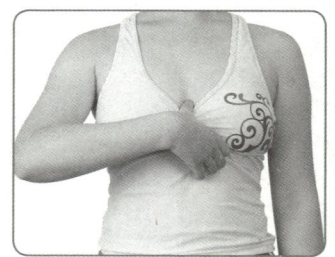

※ 点按天突穴

位置：颈部，在胸骨上窝的凹陷中。

按摩方法：被按摩者取仰卧位或坐位，按摩者用中指点按天突穴1分钟，以不感到难受为宜。

主治：治疗咽喉炎、支气管哮喘、支气管炎、甲状腺肿大、食道炎、咽部异物感等。

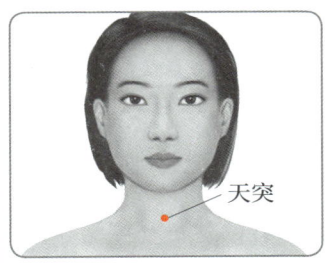
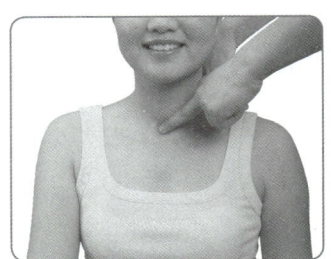

局部按摩

※ 指摩胸口膻中

被按摩者取仰卧位，按摩者用拇指在膻中穴施以指摩法2~3分钟。施术时食、中、无名指自然伸直或屈拢，指面附着于体表的一定部位上，作环形而有节奏的抚摩。注意上肢及腕部放松，以前臂带动手指，用力宜轻，速度宜缓。

※ 掌擦背部

被按摩者取俯卧位，按摩者用掌擦法在上背部区域操作，要求深层有透热感，持续时间约1分钟。施术时掌指面着力于施治部位，触于皮表，循于肌肤，往返地横向推擦。本法着力持续连贯，速度均匀。

慢性支气管哮喘

慢性支气管哮喘是一种常见的过敏性疾病,过敏原有细菌、病毒、尘埃、化学气体、花粉等。典型哮喘发作前,常有咳嗽、胸闷或连续喷嚏等先兆症状,继而出现气急、喘憋、哮鸣、张口抬肩、多汗等症状。按摩对哮喘有治本之功效。对于慢性病人来说,如能在季节变化之前给予预防性治疗,常能使发作减轻、减少或不出现急性发作。

特效穴位按摩

※ 点按天突穴

位置:颈部前正中线上,胸骨上窝凹陷的中央。

按摩方法:取坐位,用左手拇指指尖点于天突穴,指力沿胸骨柄的后缘向下点住不动1分钟,力度以不影响呼吸为宜。

主治:治疗咳嗽、失语、咽喉肿痛、瘿气、支气管哮喘、支气管炎、喉炎、扁桃体炎等。

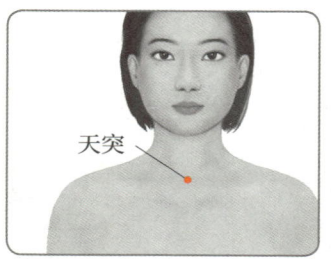
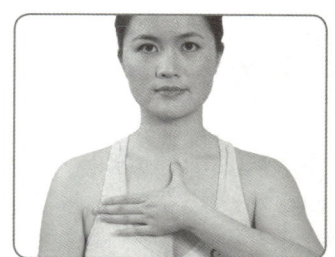

※ 按揉膻中穴

位置：胸部正中线上，两乳头连线与胸骨中线交点处。

按摩方法：取坐位或仰卧位，用右手拇指指腹或大鱼际按揉膻中穴，顺时针方向，指力由轻到重再轻，约2分钟。

主治：治疗呼吸困难、咳嗽、胸部疼痛、乳腺增生、乳房疼痛、缺乳症、心悸等。

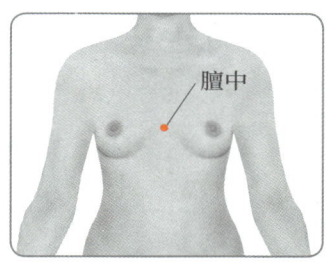
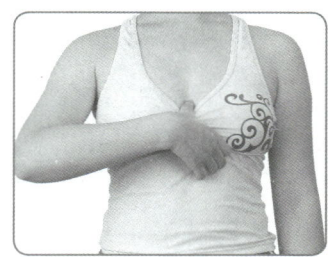

※ 点按大椎穴

位置：第7颈椎棘突下，约与两肩峰相平，或正坐伏案，摸取颈后最高的一个突起之下。

按摩方法：取正坐位，用中指点按大椎穴20～30次。

主治：可提高人体防病能力（为保健要穴）。治疗哮喘、慢性支气管炎、头项强痛、颈肩综合征等。

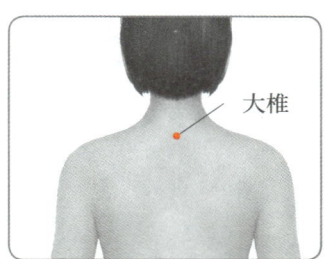
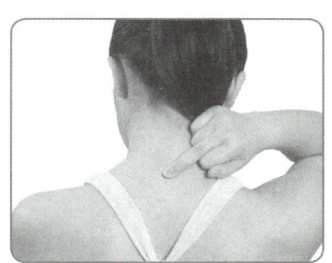

※ 按揉定喘穴

位置：第7颈椎棘突下，旁开1横指宽处。

按摩方法：取坐位，左手食指或中指指端按右侧定喘穴，右手食指或中指指端按左侧定喘穴，每穴按揉2分钟，以局部有明显的酸胀感为佳。

主治：治疗哮喘、咳嗽、肩背痛、落枕等。

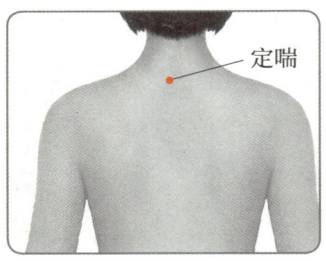
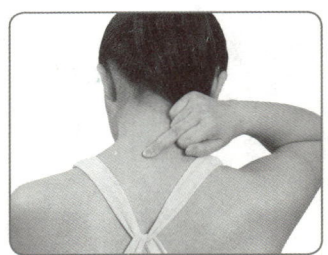

※ 按揉肺俞穴

位置：肩胛骨内侧，第3胸椎下旁开2横指宽处。

按摩方法：取坐位，先用左手掌根搭于右侧肩井穴，中指指尖按定右肺俞穴，按揉2分钟，然后换右手照上法按揉左肺俞穴，揉至局部发热为度。

主治：治疗感冒咳嗽、支气管炎、哮喘、盗汗等。

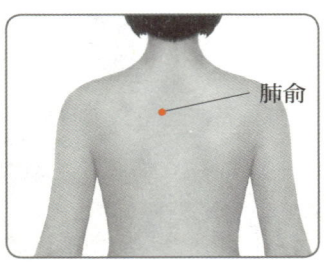
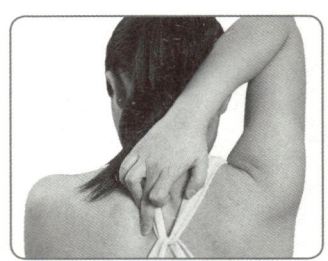

※ 按揉肾俞穴

位置：腰部，第2腰椎下旁开2横指宽处，左右各一穴。

按摩方法：取坐位或立位，两手中指按在穴位上（拇指附着在肋骨上），用力按揉30～50次，局部有热感效佳。

主治：按摩本穴可补益肾气，增强体质，治疗肾虚型哮喘、支气管炎等。

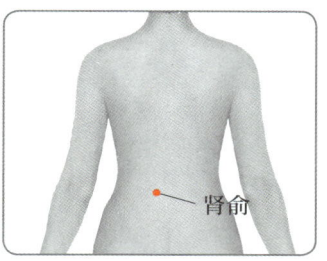
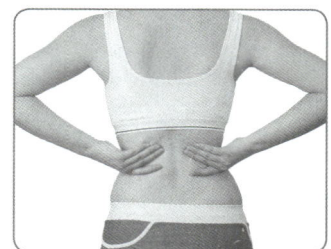

局部按摩

※ 抹桥弓

桥弓是指颈侧部隆起的、从耳后到胸前的肌肉。用食指、中指、环指、小指四指螺纹面紧贴颈部皮肤表面，自耳后向前下至锁骨做单方向抹推，手法宜轻柔，频率稍快，使局部有温热感。左手抹右侧桥弓，右手抹左侧桥弓，自上而下各抹20次。

▼ 抹桥弓

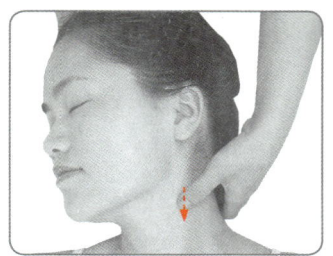

梅尼埃综合征

梅尼埃综合征，亦称"内耳性眩晕症"。患者平时常感有耳鸣和听力减退，发病时以发生剧烈眩晕，不敢转身及恶心呕吐等为主要症状。该病病因尚不明确，一般认为是自主神经功能失调，导致内耳毛细血管前动脉痉挛，局部缺氧，血管纹毛细管滞留，血管渗透性增加，导致内淋巴过多而致膜迷路积水。内淋巴过多亦可因内淋巴囊吸收功能不良造成。情绪紧张、劳累以及变态反应等为诱发因素。

特效穴位按摩

※ **按揉太阳穴**

位置：在头侧，眉梢与眼外角中间，向后约1横指的凹陷中。

按摩方法：被按摩者取坐位或仰卧位，按摩者在被按摩者头后，两手中指同时着力，沿顺时针方向揉按太阳穴约2分钟，然后沿逆时针方向揉按约2分钟，以局部有酸胀感为佳。

主治：治疗感冒发热、头痛头晕、目赤肿痛等。

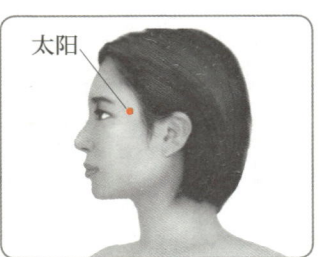
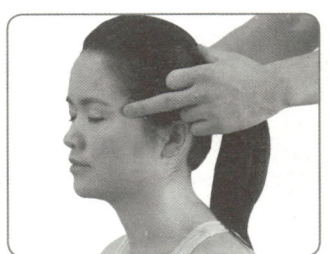

※ 按揉听宫穴

位置：听宫穴位于头部侧面耳屏前部，张口凹陷处。

按摩方法：按摩者用两手拇指按在左右翳风穴上，食指按在听宫穴上，沿顺时针方向按揉约2分钟，然后沿逆时针方向按揉约2分钟。

主治：治疗耳鸣、耳痛、耳聋、三叉神经痛、头痛等。

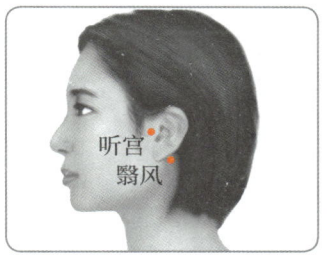
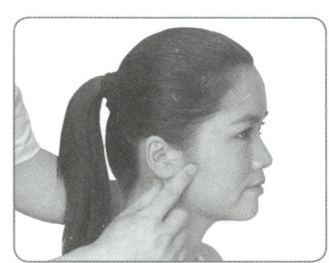

局部按摩

※ 扫散胆经

▼ 扫散胆经

被按摩者取仰卧位，按摩者扫散头两侧胆经约1分钟。施术时双手拇指伸直，置于施治部位经络，拇指在前循经引路，其余四指在腕关节的自然摆动下随腕摆动扫散，轻摩浮动。

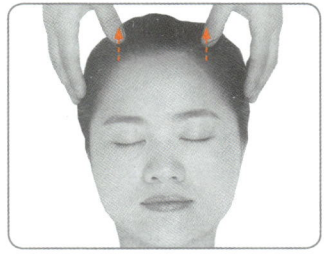

慢性疲劳综合征

慢性疲劳综合征是现代快节奏生活方式下出现的一组以长期极度疲劳为突出表现的全身性症候群,可伴有头晕、头痛、失眠、健忘、低热、肌肉关节疼痛和多种神经精神症状。基本特征为长时间极度疲劳,休息后不能缓解,理化检查没有器质性病变。本病多发于20~50岁的群体,与长期过度劳累(包括脑力和体力)、饮食生活不规律、工作压力和心理压力过大等精神环境因素以及应激等造成的神经、内分泌、免疫、消化、循环、运动等系统的功能紊乱关系密切。

特效穴位按摩

※ 点按百会穴

位置:两耳尖连线与前后正中线交点。

按摩方法:被按摩者取坐位,按摩者在其后面,用拇指按压百会穴半分钟,先沿顺时针方向按揉1分钟,然后沿逆时针方向按揉1分钟,以酸胀感向头部四周放散为佳。

主治:治疗头痛、偏头痛、眩晕、秃头、惊悸、健忘、中风、耳鸣、失眠、鼻塞、脱肛、痔疮、泄泻等。

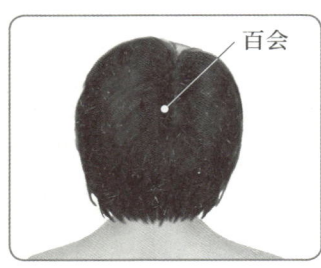
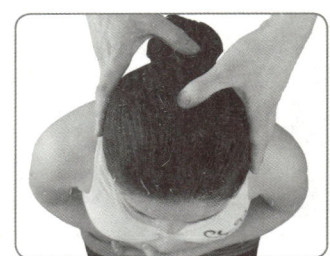

※ 点按四神聪穴

位置：在头顶部，两耳尖连线的中点就是百会穴，百会穴前、后、左、右各1寸处，共4个穴位，统称"四神聪"。

按摩方法：被按摩者取坐位，按摩者用双手的食指和中指分别对准四神聪的4个穴位，持续点揉1分钟，以局部有酸胀感为佳。

主治：治疗神经衰弱、失眠不寐、眩晕、健忘、耳鸣、耳聋等。

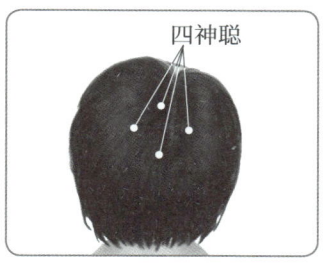

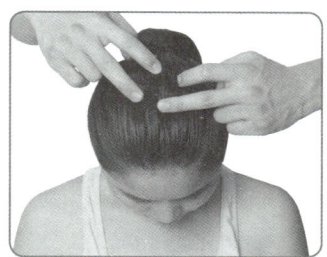

局部按摩

※ 捏脊

被按摩者取俯卧位，按摩者站于被按摩者体侧。两手三指中节桡侧横抵于皮肤，拇指置于三指下方的皮肤处，于骶尾部长强处用两手共同捏拿肌肤，循脊椎捻动上移，直至大椎穴。每次反复捏脊4~7遍。

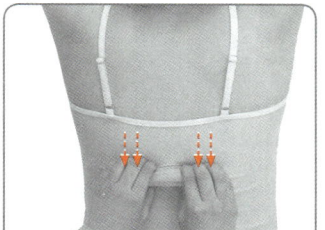

▼捏脊

抑郁症

抑郁症是由各种原因引起的以抑郁为主要症状的一种心境障碍或情感性障碍。其表现以心境低落为主,与处境不相称,可以从闷闷不乐到悲痛欲绝,甚至发生表情木僵。严重者可出现幻觉、妄想等精神病性症状。某些病例的焦虑与精神运动性激越很显著。抑郁症是一种常见疾病,全世界每十人中就有一位可能患有抑郁症。抑郁症严重困扰患者的生活和工作,给家庭和社会带来沉重的负担,及时治疗是可以缓解和治愈的。

特效穴位按摩

※ 点揉印堂穴

位置:印堂穴在两眉头连线的中点。

按摩方法:取仰卧位或坐位,用中指螺纹面按于印堂穴,先沿顺时针方向按揉2分钟,按后再点按半分钟,以酸胀感为度。

主治:治疗抑郁,感冒,血管性头痛,额窦炎,眶上神经痛,急、慢性鼻炎,鼻出血,鼻息肉等。

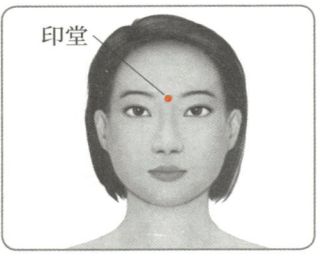
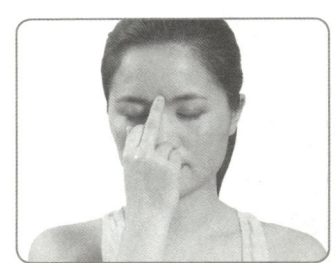

※ 按揉膻中穴

位置：胸部正中线上，两乳头连线与胸骨中线交点处。

按摩方法：取坐位或仰卧位，用右手拇指指腹或大鱼际按揉膻中穴，沿顺时针方向，指力由轻到重再轻，约2分钟。

主治：治疗抑郁、呼吸困难、咳嗽、胸部疼痛、乳腺增生、乳房疼痛、缺乳症、心悸等。

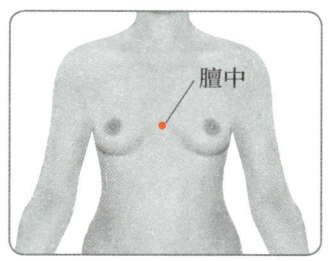
膻中

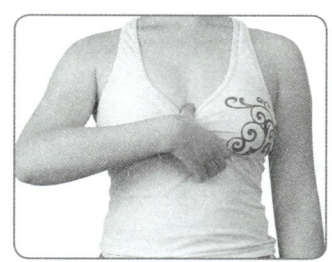

局部按摩

※ 扫散胆经

▼扫散胆经

被按摩者取仰卧位，按摩者扫散头两侧胆经约1分钟。施术时双手拇指伸直，置于施治部位经络，拇指在前循经引路，其余四指在腕关节的带动下摆动扫散，轻摩浮动。此法可调节少阳经气，通调气机。

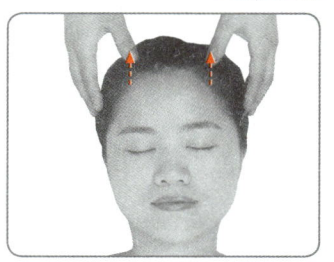

肾虚早衰

肾虚早衰是指由于各种原因导致中医所讲的"肾虚"症候,以致身体过早地衰老。中医"肾"的概念,涵盖了人体的生殖、神经、骨骼等多个组织、器官。肾虚早衰的主要表现为机体免疫力降低、记忆力减退、性功能低下等症状。肾是生命的原动力,为了延缓身体的衰老,一定要防止肾虚的发生。

特效穴位按摩

※ 点揉命门穴

位置:腰部,第2腰椎棘突下缘的骨缝中。

按摩方法:被按摩者俯卧,按摩者用大拇指沿顺时针方向按揉2分钟,然后沿逆时针方向按揉2分钟,局部有明显酸胀感为佳。

主治:治疗腰酸腿软、腰肌劳损、腰椎间盘突出症、棘间韧带炎、下肢肿胀、全身疲劳、阳痿、滑精、早泄、月经不调、小腹冷痛等。

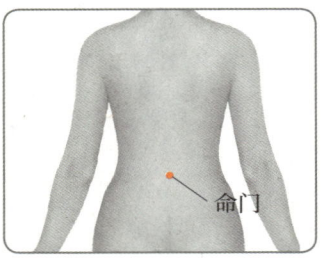

命门

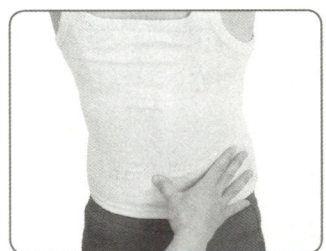

※ 按揉中脘穴

位置：在胸骨下端和肚脐连接线中点处。

按摩方法：被按摩者俯卧，按摩者拇指按在中脘穴位上，按揉约2分钟，以局部感到酸胀感为佳。

主治：此穴为胃之募穴，善于培补中气。治疗抑郁、腹胀、腹痛、腹泻、反酸、呕吐、便秘等。

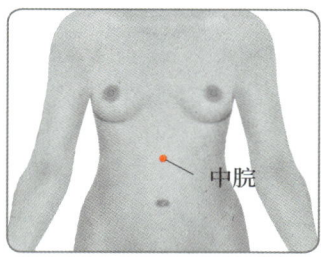
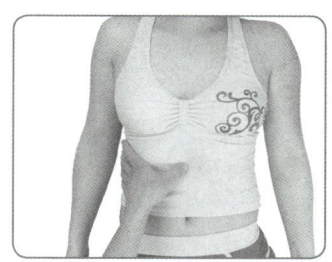

※ 按揉神阙穴

位置：肚脐中央。

按摩方法：被按摩者平躺，按摩者用拇指或中指按揉神阙穴1分钟，然后将掌心置于神阙穴，以手掌按揉2分钟，以局部感到发热为佳。

主治：治疗慢性疲劳、肾虚早衰、腹痛、腹泻、脱肛等。

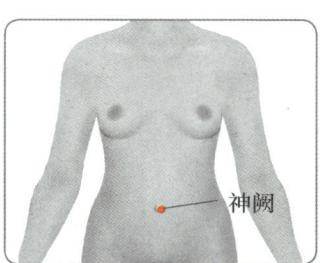
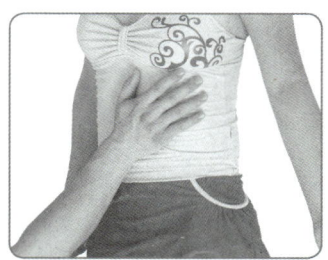

肥胖症

单纯性肥胖症是指无明显诱因而体内脂肪堆积过多、体重超重的一种病症，临床一般以超过标准体重20%者为肥胖。人体标准体重的计算公式是：BMI=体重（千克）/身高（米）的平方。肥胖症可始于任何年龄，但以40~50岁女性多见。

引起肥胖的原因分两类：一类是病理性致肥，主要是因为内分泌失调，体内脂肪代谢障碍；另一类是生理性致肥，主要是因为饮食失控，致使体内脂肪过量堆积。

特效穴位按摩

※ 点揉天枢穴

位置：肚脐两侧约3横指宽处。

按摩方法：被按摩者仰卧，按摩者用拇指或中指按压天枢穴约半分钟，然后沿顺时针方向按揉约2分钟，以局部感到酸胀并向整个腹部放散为佳。

主治：治疗腹痛、腹胀、便秘、腹泻、痢疾、月经不调、痛经等。

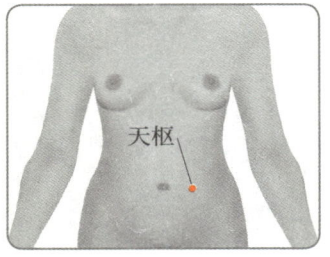
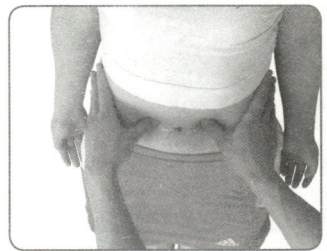

局部按摩

※ 推按腹部

被按摩者取仰卧位，按摩者两手并拢，自然伸直，左手掌于右手背上，右手掌指平贴于腹部，用力向前下方推按，由上而下慢慢沿腹中线向下推压至小腹，反复推按30次。施术时沉肩、垂臂，动作连贯，力度以被按摩者能耐受为度。

※ 揉捏腹部

被按摩者取仰卧位，按摩者两手从肚脐到腹部两侧，揉捏多余的赘肉，反复揉捏约5分钟。施术时以掌根置于腹部，下压同时施以旋转揉动，揉动的同时配合拇指与其余四指指腹着力于施治部位，加以捏拿，作用层次在脂肪。

▼ 推按腹部 ▼ 揉捏腹部

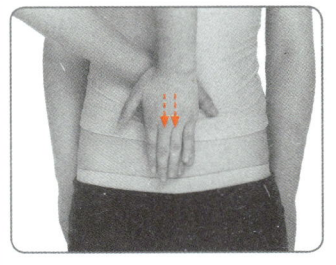
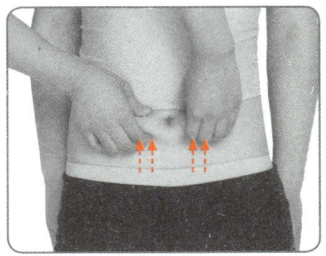

小贴士

体重超重的人日常饮食要节制，不要暴饮暴食；养成运动的习惯，快走、跳绳都是不错的运动；如果想局部减肥，除了局部按摩之外，最好加一些器械训练。

糖尿病

糖尿病是一种与遗传密切相关的全身慢性代谢性疾病。其基本病理为胰岛素分泌的相对或绝对不足，而导致糖、脂肪和蛋白质代谢的紊乱。其典型症状可概括为"三多一少"，即多尿、多饮、多食及体重减少。糖尿病是危害人类健康最广泛的疾病之一，见于任何年龄，以中老年人居多。女性早期糖尿病可出现外阴瘙痒及月经不调等症状。

特效穴位按摩

※ 按揉胰俞穴

位置：在背部，当第8胸椎棘突下，左右2横指宽处。

按摩方法：两手握拳，用中指的掌指关节突起点于胰俞穴，沿顺时针方向按揉约2分钟，以局部酸胀感为度。

主治：治疗急、慢性胃炎，胃、十二指肠溃疡，胃神经症，急、慢性胰腺炎，神经性呕吐，膈肌痉挛，支气管炎，胸膜炎，肋间神经痛，带状疱疹，糖尿病，慢性咽炎等。

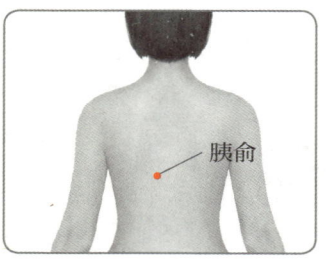
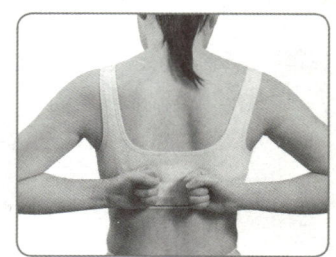

※ 按揉脾俞穴

位置：第11胸椎棘突下，左右2横指宽处。

按摩方法：取坐位或立位，双手拇指分别按于两侧脾俞穴，用力按揉30～50次；或握拳用食指掌指关节突按揉穴位；或握空拳揉擦穴位30～50次，擦至局部有热感为佳。

主治：治疗胃痛、腹胀、腹泻、呕吐、痢疾、便血等。

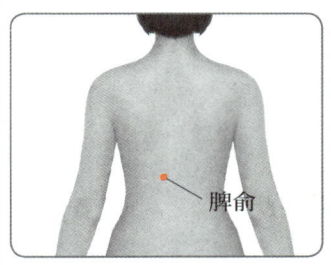
脾俞

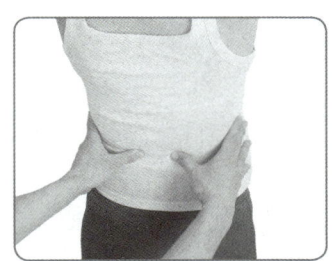

※ 按揉胃俞穴

位置：第12胸椎棘突下，左右2横指宽处。

按摩方法：取坐位或立位，双手中指分别按于两侧胃俞穴，用力按揉30～50次；或握拳用食指掌指关节突按揉穴位；或握空拳揉擦穴位30～50次，擦至局部有热感为佳。

主治：对糖尿病、低血压等慢性疾病有很好的疗效。

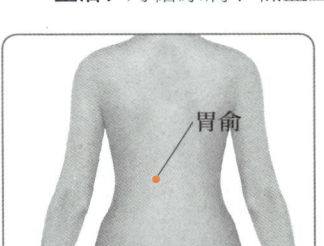
胃俞

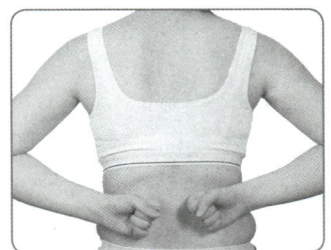

※ 按揉中脘穴

位置：胸骨下端和肚脐连接线中点处。

按摩方法：取坐位或仰卧位，用食指或中指向下按压中脘穴半分钟，然后沿顺时针方向按揉约2分钟，以局部有酸胀感为佳。

主治：治疗糖尿病、低血压。

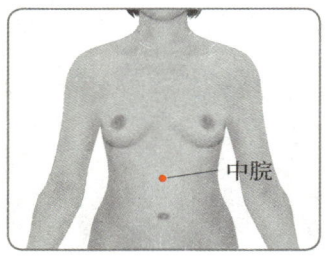
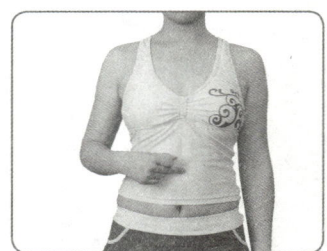

※ 按揉气海穴

位置：肚脐下约2横指宽处。

按摩方法：中指指端放于气海穴，沿顺时针方向按揉2分钟，揉至发热时疗效佳。

主治：治疗腹痛、腹胀、便秘、腹泻、糖尿病，妇女月经不调、痛经、闭经，男子阳痿、早泄、遗精等。

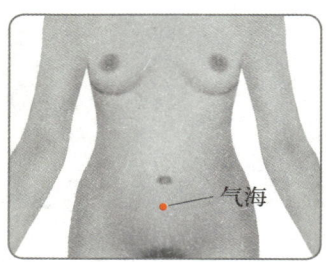
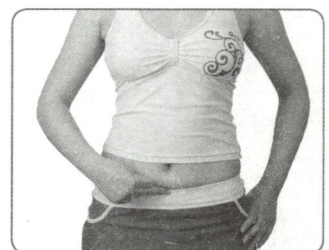

※ 点按足三里穴

位置：胫骨外侧，在膝眼下方约3横指宽处。

按摩方法：取坐位，用双手的拇指尖，分别按于两侧足三里穴，徐徐用力，持续1分钟。

主治：具有促进胃肠消化与吸收、促进糖原代谢、增强体质等作用。

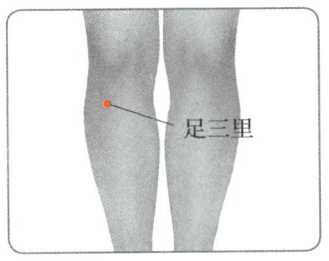
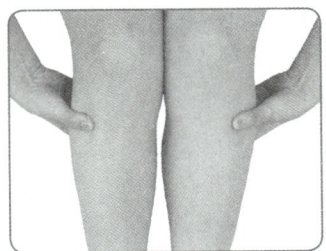

辅助穴位

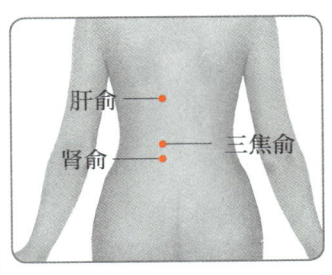
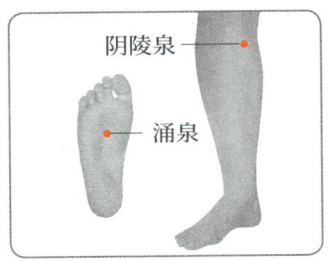

局部按摩

※ 摩腹

取仰卧位，两手掌重叠着力，置于上腹部，从左向右，自上而下，反复摩动约10分钟。

高血压

高血压是以体循环动脉血压升高为主的心血管疾病。血压高于140/90mmHg就应该就诊确定是否为高血压。高血压最早出现的症状是头痛、头晕、颈项僵硬等，烦躁、耳鸣、健忘等也是高血压的常见症状。高血压主要是由于情志失调、饮食失节和内伤虚损导致肝肾功能失调所引起的。因此，经络按摩防治高血压以调补肝肾为主，平衡阴阳为辅。

特效穴位按摩

※ 揉捏风池穴

位置：颈后两侧枕骨下方，发际的两边大筋外侧凹陷处即是。

按摩方法：被按摩者取坐位，按摩者在被按摩者头后，一手扶住被按摩者前额，另一手用拇指和食指分别置于被按摩者的风池穴处，揉捏半分钟左右，以局部有酸胀感为佳。

主治：治疗高血压头晕、头胀痛、面部烘热、耳中鸣响、感冒、颈项强痛、目赤肿痛等。

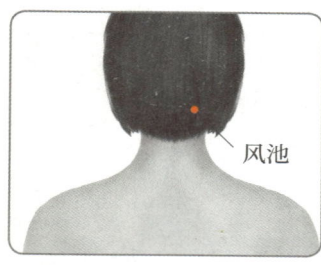
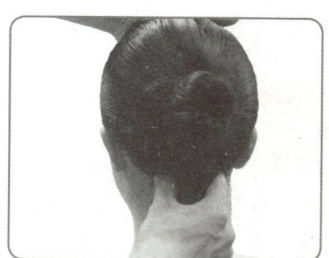

※ 按揉曲池穴

位置：屈曲肘关节，在肘横纹的外侧头。

按摩方法：按摩者左手托住被按摩者手臂，用右手拇指沿顺时针方向按揉曲池穴2分钟，然后沿逆时针方向按揉2分钟，左右手交替，以局部感到酸胀为佳。

主治：治疗高血压头痛、头晕、面红目赤、咽喉肿痛等。

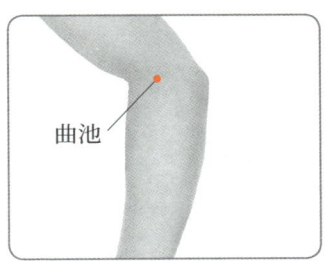 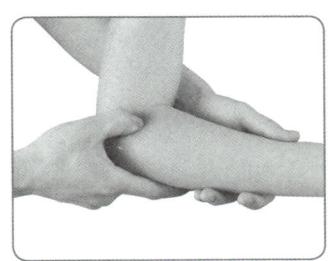

※ 按揉百会穴

位置：两耳尖连线与前后正中线交点，头顶中间凹陷处。

按摩方法：被按摩者取坐位，按摩者在其身后，用拇指按压百会穴半分钟，先按顺时针方向按揉1分钟，然后按逆时针方向按揉1分钟，以酸胀感向头部四周放散为佳。

主治：治疗高血压头痛、眩晕、惊悸、健忘、低血压等。

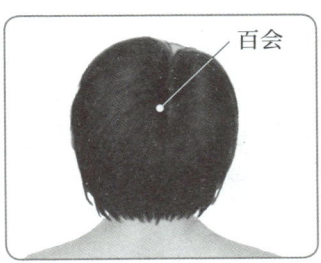 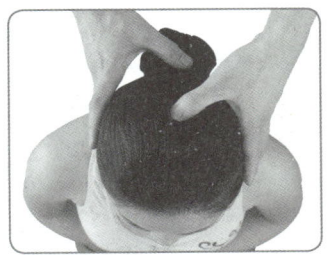

※ 按揉阴陵泉

位置：膝盖内下侧，胫骨内侧突起的下缘凹陷中。

按摩方法：被按摩者取仰卧位或坐位，膝盖稍屈曲，按摩者以拇指沿顺时针方向按揉阴陵泉约2分钟，然后沿逆时针方向按揉约2分钟，以局部感到酸胀为佳。

主治：治疗高血压头痛、头晕、脾气急躁、腹胀等。

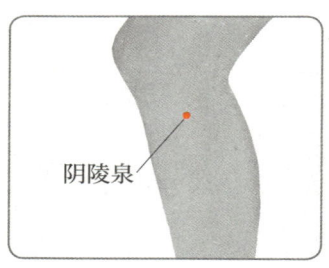
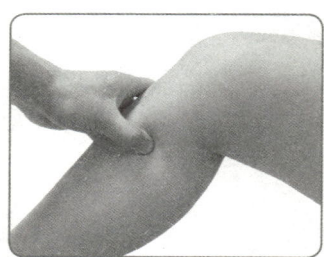

※ 按揉三阴交穴

位置：小腿内侧，胫骨后缘，内踝尖直上4横指。

按摩方法：被按摩者仰卧，按摩者用拇指端着力，先按顺时针方向按揉三阴交约2分钟，然后按逆时针方向按揉2分钟，以局部有酸胀感为佳。

主治：治疗高血压头痛、头晕、脾气急躁、失眠等。

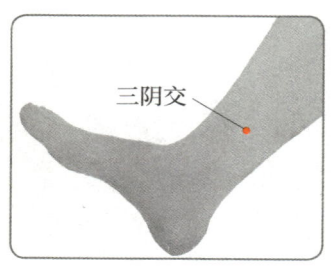
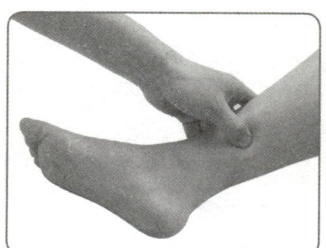

※ 按揉太冲穴

位置：脚背面，第1、2脚趾根部结合处后方的凹陷处。

按摩方法：按摩者握住前足，用大拇指或食指点按太冲穴半分钟，先按顺时针方向按揉1分钟，再按逆时针方向按揉1分钟。

主治：治疗高血压头痛、头晕、偏头痛、月经不调、痛经等。

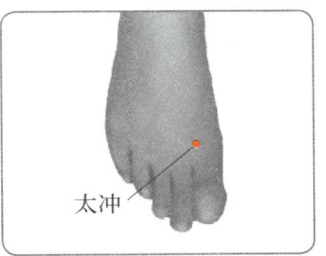

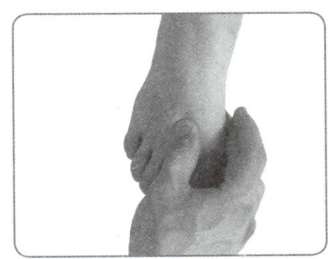

辅助穴位

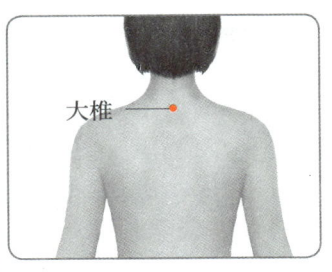

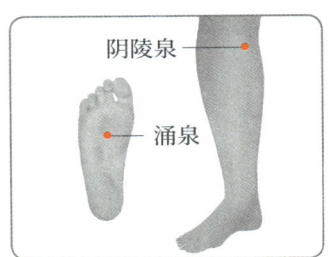

局部按摩

※ 梳理头部

双手十指微微张开，轻轻用力，自前而后梳理头发直到头枕部100次。

中风后遗症

中风是以猝然昏倒、不省人事、半身不遂、口眼㖞斜、语言不利为主要症状的病症。病轻者可无昏仆而仅见半身不遂及口眼㖞斜等症状。

中风后遗症包括脑血栓、脑栓塞、脑出血和蛛网膜下隙出血等后遗症。脑血栓的形成主要是由脑动脉粥样硬化、管壁粗糙或管腔变窄所引起的，60岁以上的患者多见。脑栓塞是心脏病常见的并发症，多见于青壮年。脑出血又称"脑溢血"，是由于脑动脉血管非外伤性的破裂，血液进入脑实质内而发生的疾病。

特效穴位按摩

※ 按揉曲池穴

位置：屈曲肘关节，在肘横纹的外侧头。

按摩方法：按摩者左手托住被按摩者手臂，用右手拇指沿顺时针方向按揉曲池穴2分钟，然后再沿逆时针方向按揉2分钟，左右手交替，以局部感到酸胀为佳。

主治：治疗牙痛、咽喉肿痛、偏头痛、头晕等。

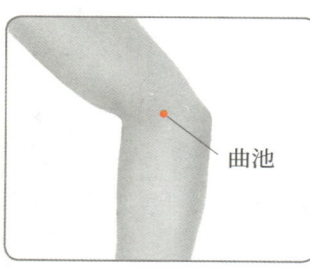

曲池

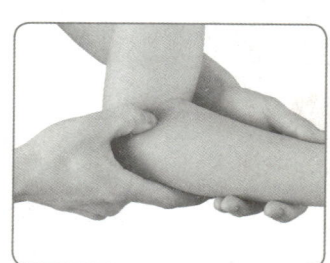

※ 点按天突穴

位置：颈部，在胸骨上窝的凹陷中。

按摩方法：被按摩者取仰卧位或坐位，按摩者用中指点按天突穴1分钟，以不感到难受为宜。

主治：治疗咽喉炎、支气管哮喘、支气管炎、甲状腺肿大、食道炎、咽部异物感等。

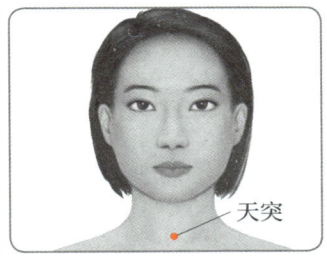
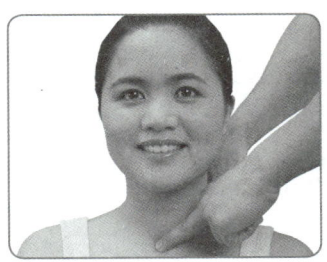

※ 按揉肩贞穴

位置：手臂内收时，腋后纹头上1大拇指宽处。

按摩方法：被按摩者取坐位，按摩者站于被按摩者疼痛肩膀一侧，大拇指沿顺时针方向按揉肩贞穴约2分钟，然后再沿逆时针方向按揉约2分钟，以局部感到酸胀为佳。

主治：治疗肩周炎、肩膀疼痛、肩膀不能伸举等。

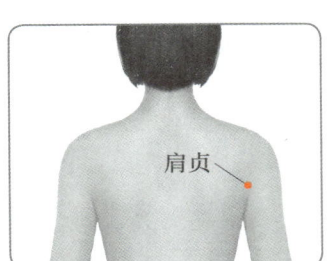
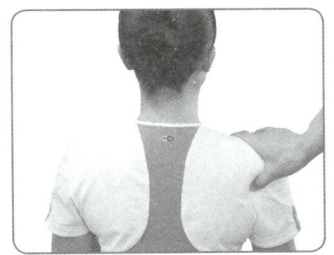

※ 点揉外关穴

位置：在腕关节横纹上约3横指宽处，手臂外侧正中。

按摩方法：按摩者用右手托住被按摩者手指，用左手拇指点揉外关穴约1分钟，然后沿顺时针方向按揉约1分钟，再沿逆时针方向按揉约1分钟，以酸胀感向腕部和手放散为佳。

主治：治疗手臂痛、腕关节扭伤、腕关节下垂等。

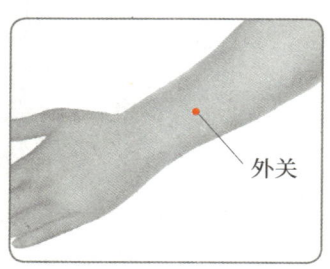
外关

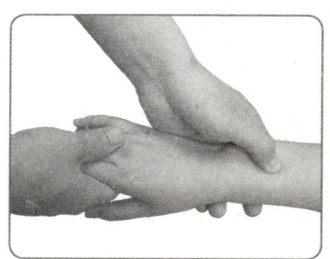

辅助穴位

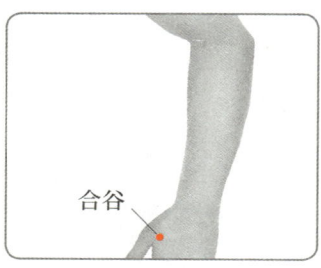
合谷

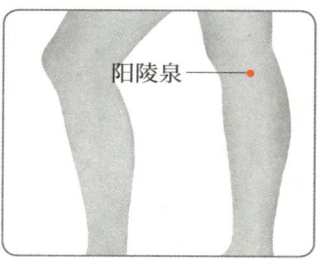
阳陵泉

低血压

低血压指血压低于90/60mmHg，一般说的低血压是指血压长期偏低。低血压分急性和慢性两种，慢性者多因体质消瘦、体位突然变化、内分泌功能紊乱、慢性消耗性疾病及营养不良、心血管疾病或居住高原地区等因素引起。中医认为慢性患者多为虚证，多由脾胃失健、肝肾不足、气血两虚等原因造成，均血压低并伴有其他全身症状。

特效穴位按摩

※ 按揉百会穴

位置：两耳尖连线与前后正中线交点。

按摩方法：被按摩者取坐位，按摩者在其身后，用拇指按压百会穴半分钟，先沿顺时针方向揉1分钟，然后再沿逆时针方向揉1分钟，以酸胀感向头部四周放散为佳。

主治：治疗低血压眩晕、眼花、头痛、惊悸、健忘、中风、耳鸣、失眠等。

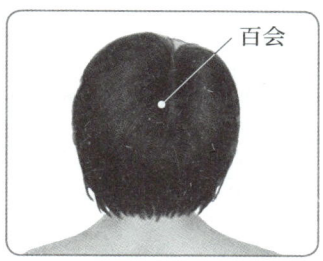
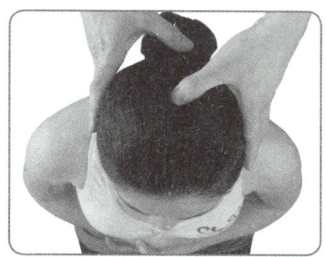

※ 按揉心俞穴

位置：两肩胛骨内侧第五胸椎棘突下旁开2横指宽处。

按摩方法：被按摩者俯卧，按摩者站于一旁，双手拇指沿顺时针方向按揉心俞穴2分钟，再沿逆时针方向按揉2分钟，以局部感觉酸胀、发热为佳。

主治：治疗低血压头晕、心慌、心痛、心悸气短。

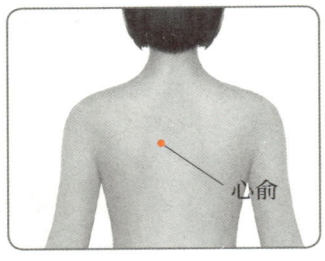
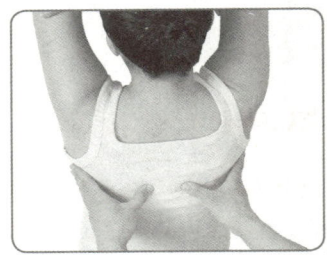

※ 指推膻中穴

位置：两乳头连线中点。

按摩方法：被按摩者仰卧，按摩者站于一旁，用拇指自上而下推膻中穴约2分钟，以胀麻感向两侧乳房放散为佳。

主治：治疗低血压心悸、心慌、呼吸气短、咳嗽、胸部疼痛、乳腺增生、乳房疼痛、缺乳症、肥胖、消瘦等。

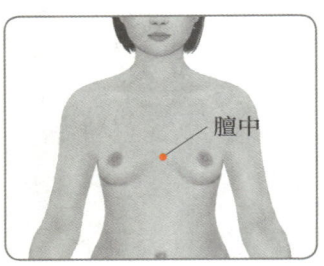
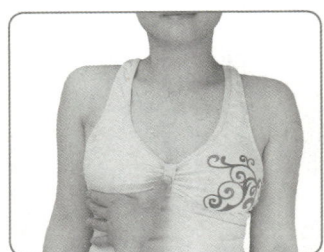

※ 点按中脘穴

位置：胸骨下端和肚脐连线中点。

按摩方法：被按摩者仰卧，按摩者先用拇指或中指点按中脘穴1分钟，然后沿顺时针方向按揉1分钟，再沿逆时针方向按揉1分钟，以局部有酸胀感为佳。

主治：治疗低血压、贫血、腹胀、腹痛、腹泻等。

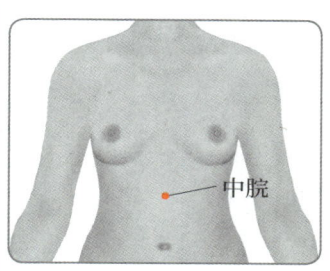
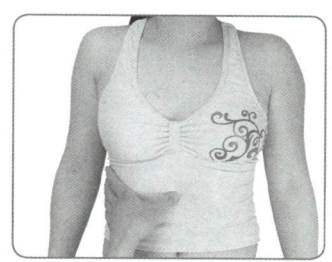

※ 点按关元穴

位置：从肚脐到耻骨上方画一线，将此线5等分，从肚脐往下3/5处取穴。

按摩方法：被按摩者仰卧，按摩者站于一旁，用拇指或中指点按关元穴1分钟，以局部有酸胀感为宜。

主治：治疗低血压、四肢不温、神经衰弱、失眠等。

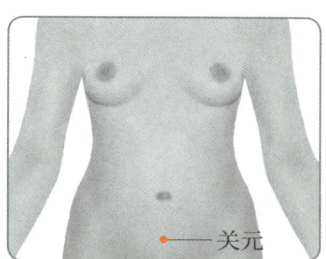
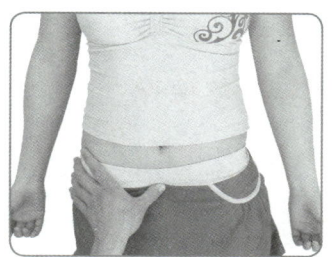

※ 按揉足三里穴

位置：胫骨外侧，在膝盖下方约4横指宽处。

按摩方法：被按摩者平躺或膝盖稍屈曲，按摩者用拇指沿顺时针方向按揉约2分钟，然后再沿逆时针方向按揉约2分钟，以局部有酸胀感为佳。

主治：治疗贫血、低血压、腹泻等。

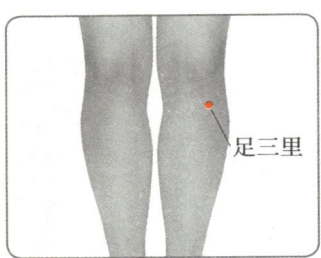
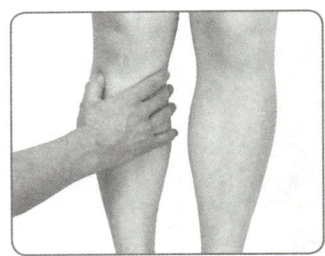

辅助穴位

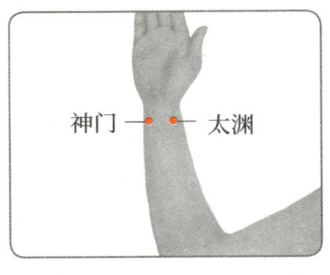
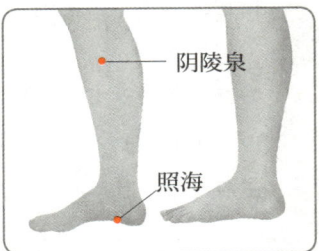

局部按摩

※ 掐人中急救

低血压晕倒时急救：持续点按鼻尖部，加上掐按人中，直到患者清醒为止。

第四章

舒筋活血,祛除筋骨肌肉痛

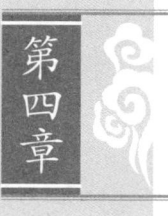

颈椎病

颈椎病是长期低头工作人群的高发病，由于长期低头，颈部肌肉疲劳，颈椎逐渐开始退变，出现各种症状。其主要症状是颈部疼痛、感觉发木，有的人会有头晕、恶心的症状。颈椎病是上班族的多发病，特别是经常面对电脑、伏案工作的人。虽然按摩可以有效地缓解症状，但是一旦出现四肢无力的情况，还是需要马上就医。

特效穴位按摩

※ 揉捏风池穴

位置：颈后两侧枕骨下方，发际的两边大筋外侧凹陷处即是。

按摩方法：被按摩者取坐位，按摩者在被按摩者头后，一手扶住被按摩者前额，另一手用拇指和食指分别置于被按摩者的风池穴处，揉捏半分钟左右，以局部有酸胀感为佳。

主治：治疗头晕、头胀痛、颈项强痛不适、颈椎活动受限、颈椎怕风怕冷、耳中鸣响、目赤肿痛等。

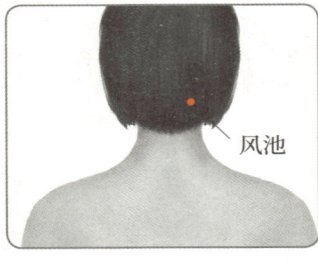
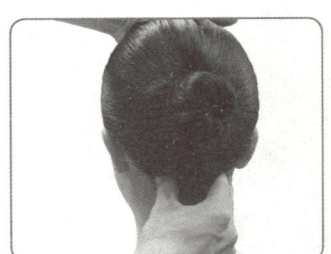

※ 按揉肩井穴

位置：后颈根部第7颈椎与肩峰之间的中点。

按摩方法：被按摩者取坐位，按摩者用双手拇指按压肩井穴约1分钟，然后按揉约2分钟，以局部感到酸胀为佳。

主治：治疗颈椎病头项强痛、颈椎活动受限、肩背部酸痛、肩周炎、肩膀疼痛不能伸举、乳房红肿疼痛等。

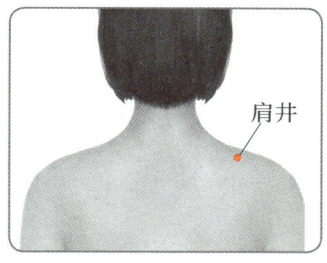
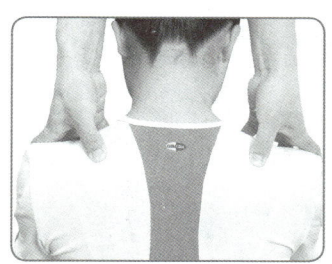

※ 按揉天宗穴

位置：两手食指、中指、无名指、小指搭在被按摩者肩膀上，拇指自然向下，拇指指端所指部位。

按摩方法：被按摩者取坐位或俯卧位，按摩者两手拇指先沿顺时针方向轻轻按揉天宗穴1分钟，然后再沿逆时针方向按揉1分钟。

主治：治疗颈椎病颈部僵痛、肩胛部疼痛等。

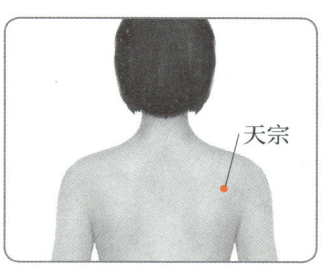
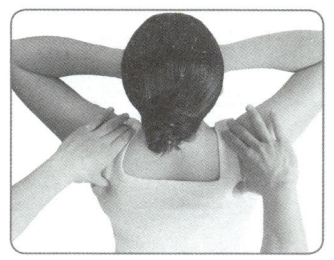

※ 按揉曲池穴

位置：屈曲肘关节，在肘横纹的外侧头。

按摩方法：按摩者左手托住被按摩者手臂，用右手拇指沿顺时针方向按揉曲池穴2分钟，然后再沿逆时针方向按揉2分钟，左右手交替，以局部感到酸胀为佳。

主治：治疗颈椎疼痛、上肢过电样疼痛、手臂麻木等。

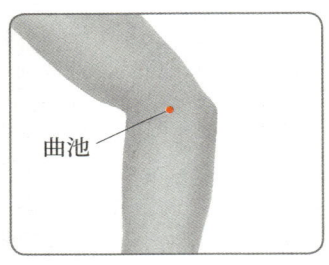
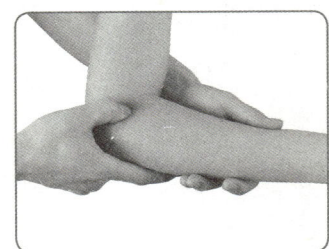

※ 掐揉合谷穴

位置：手背部，拇指与食指的根部交接处，肌肉最高点。

按摩方法：按摩者用一手拇指指腹掐揉被按摩者合谷穴30次，两手交替，以局部感到酸胀为宜。

主治：治疗颈椎和手臂麻木、疼痛、鼻炎、头痛、牙痛、青春痘、眼睛疲劳、打嗝等。

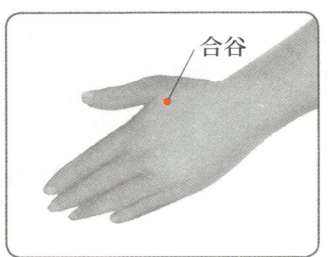
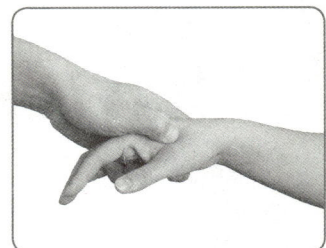

肩周炎

肩周炎是在长头肌腱炎、冈上肌肌腱炎等软组织劳损或外伤的基础上发病的，是中老年的常见病，又叫作"五十肩""漏肩风"等。肩关节周围的无菌性炎症使局部出现充血、水肿、渗出、粘连，由于疼痛活动减少，使肩关节活动不充分，逐渐发生肩关节囊的粘连。肩周炎常在劳累或肩膀受凉后出现，症状主要表现为肩关节周围疼痛，逐渐出现肩关节活动不利，不能后背、上举、梳头等，睡觉时疼痛加重。

特效穴位按摩

※ 按揉肩井穴

位置：后颈根部第7颈椎与肩峰之间的中点。

按摩方法：被按摩者取坐位，按摩者用双手拇指按压肩井穴约1分钟，然后按揉约2分钟，以局部感到酸胀为佳。

主治：治疗肩背部酸痛、肩周炎、肩膀疼痛、不能伸举、颈椎病头项强痛、颈椎活动受限、乳房红肿疼痛等。

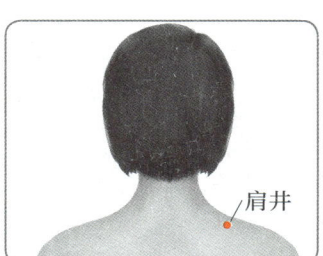
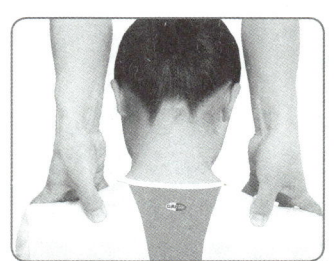

※ 按揉肩贞穴

位置：手臂内收时，腋后纹头上1大拇指宽处。

按摩方法：被按摩者取坐位，按摩者站于被按摩者疼痛肩膀一侧，用大拇指沿顺时针方向按揉肩贞穴约2分钟，然后再沿逆时针方向按揉约2分钟，以局部感到酸胀为佳。

主治：治疗肩周炎、肩膀疼痛、肩膀不能伸举等。

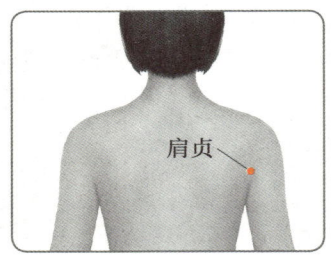
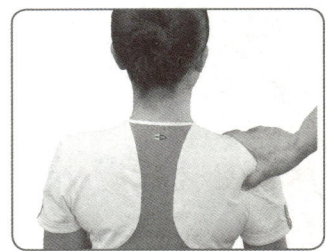

※ 按揉肩髃穴

位置：上臂外展90度时，肩部最高点前下缘的凹陷处。

按摩方法：被按摩者取坐位，按摩者站于被按摩者肩膀疼痛一侧，用大拇指沿顺时针方向按揉肩髃穴约2分钟，然后再沿逆时针方向按揉约2分钟，以局部感到酸胀为佳。

主治：治疗肩周炎、肩膀疼痛、不能伸举等。

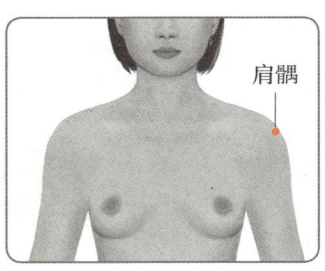
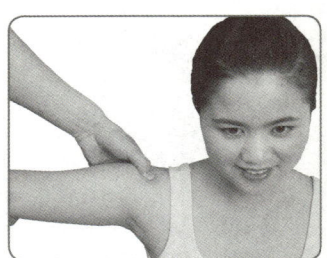

※ 按揉肩髎穴

位置：上臂外展90°时，在肩部最高点后下缘的凹陷处。

按摩方法：被按摩者坐位，按摩者站于被按摩者肩膀疼痛一侧，大拇指顺时针方向按揉肩髎穴约2分钟，然后逆时针方向按揉约2分钟，以局部感到酸胀为佳。

主治：治疗肩周炎、肩膀疼痛、肩部肌肉萎缩等。

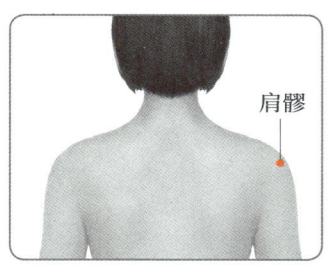
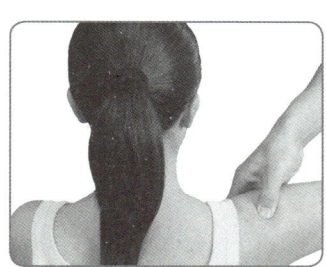

※ 按揉曲池穴

位置：屈曲肘关节，在肘横纹的外侧头。

按摩方法：按摩者左手托住被按摩者手臂，用右手拇指沿顺时针方向按揉曲池穴2分钟，然后再沿逆时针方向按揉2分钟，左右手交替，以局部感到酸胀为佳。

主治：治疗颈椎疼痛、上肢过电样疼痛等。

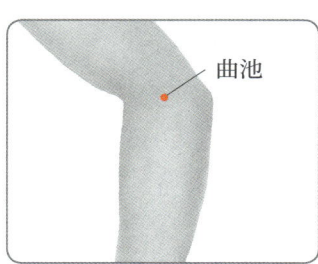
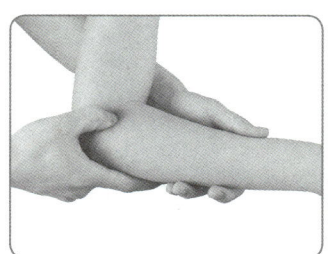

风湿痛

风湿痛是风湿性关节炎的主要症状,表现为关节肿胀变大、疼痛明显。关节炎发作的时候关节皮肤红肿、发热、关节疼痛明显。关节病变除有疼痛外还伴有肿胀和活动障碍,呈发作与缓解交替的慢性病程。由于患者的血液循环不通畅,导致肌肉或者组织所需要的营养无法通过血液循环来输送,致使患者肌肉缺少营养而加速老化变得僵硬,严重的会导致患者肌肉和血管萎缩,部分患者可出现关节致残和内脏功能衰竭。除了服药之外,按摩也能达到缓解疼痛的效果。

特效穴位按摩

※ 按揉大椎穴

位置:在颈椎根部,第7颈椎下缘,鼓起最明显的骨头下缘。

按摩方法:被按摩者取坐位并低头,按摩者站于其身后,用大拇指沿顺时针方向按揉大椎穴约2分钟,然后再沿逆时针方向按揉约2分钟,以局部感到酸胀为佳。

主治:治疗风湿发热、怕冷、颈项痛、痤疮等。

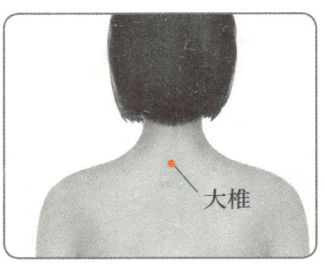

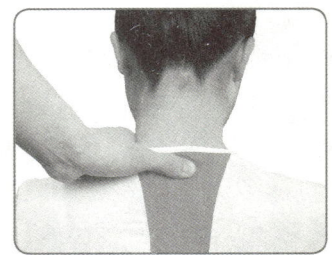

※ 按揉膈俞穴

位置：背部，第7胸椎棘突下旁开2横指，平肩胛下角。

按摩方法：被按摩者取俯卧位，按摩者站于一侧，两手拇指先沿顺时针方向按揉两侧膈俞穴2分钟，再沿逆时针方向按揉2分钟，以局部有酸胀感为宜。

主治：治疗风湿病、全身关节疼痛、背部瘀血疼痛等。

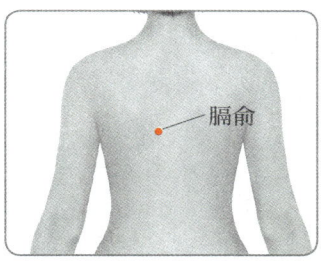 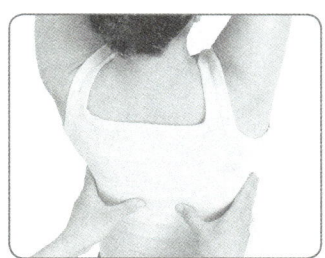

※ 按揉曲池穴

位置：屈曲肘关节，肘横纹外侧头。

按摩方法：按摩者左手托住被按摩者手臂，用右手拇指先沿顺时针方向按揉曲池穴2分钟，再沿逆时针方向按揉2分钟，左右手交替，以局部感到酸胀为佳。

主治：治疗关节风湿性红肿疼痛、手臂痛等。

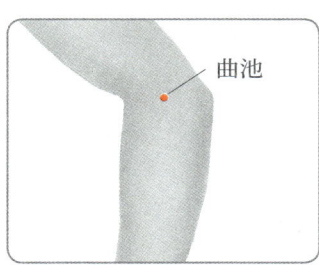 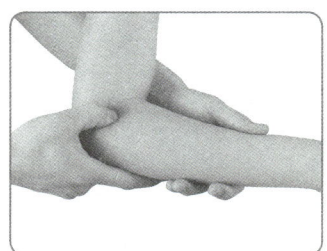

※ 按揉血海穴

位置：大腿内侧，膝盖骨往上约3横指宽处。

按摩方法：按摩者用双手拇指先按顺时针方向按揉被按摩者血海穴约1分钟，再按逆时针方向按揉约1分钟，以局部有酸胀感为宜。

主治：治疗膝关节红肿疼痛、低血压、贫血等。

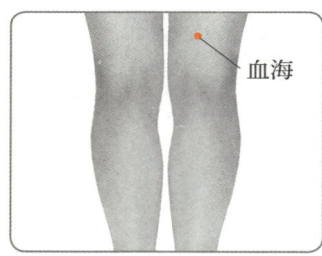
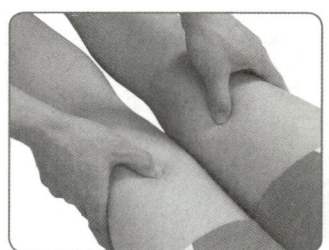

※ 按揉足三里穴

位置：胫骨外侧，在膝盖下方约4横指宽处。

按摩方法：被按摩者平躺或膝盖稍屈曲，按摩者用拇指先按顺时针方向按揉约2分钟，再按逆时针方向按揉约2分钟，以局部感到酸胀为佳。

主治：治疗全身大关节游走性疼痛、贫血、低血压等。

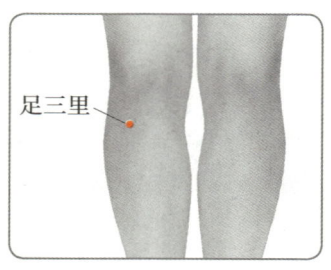
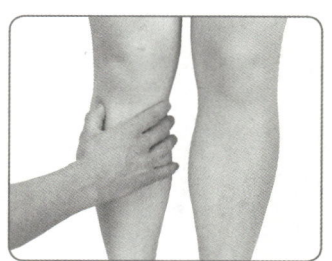

※ 按揉阳陵泉穴

位置：膝盖斜下方，小腿外侧的腓骨头稍前凹陷中。

按摩方法：按摩者用大拇指先按顺时针方向按揉阳陵泉约2分钟，再按逆时针方向按揉约2分钟，以局部有酸胀感为佳。

主治：治疗风湿痛、下肢或全身水肿、腰痛、坐骨神经痛等。

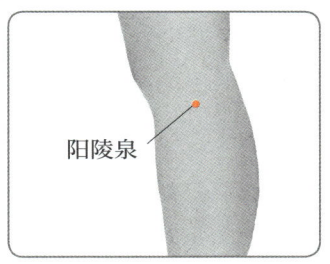
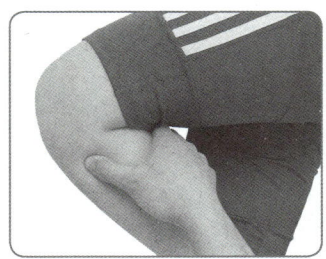

局部按摩

※ 按摩上肢

被按摩者仰卧，两手臂自然伸直置于身体两旁。按摩者可先在右侧用揉法从手背向上沿腕背、前臂至肘关节往返3~5次，然后被按摩者翻掌再以揉法施治，并配合肘、腕、掌指关节的被动运动；在肘、腕部按揉1~2分钟并配合肘关节的伸屈和腕关节的摇动。然后揉、捻被按摩者每一手指关节与掌指关节并配合小关节的摇动，最后再摇肩关节，搓上肢3~5次。左右相同。

手臂痛

手臂是体力劳动者常见的疼痛部位之一，尤其是家庭妇女，既要做家务，又要哄抱孩子，手臂的劳动量大，很容易使手臂肌肉疲劳，从而产生慢性炎症。其主要症状为肘关节稍上方能摸到骨头处或者前臂肌肉最丰厚地方会经常出现疼痛，疼痛时不能伸展肘关节，拧毛巾时明显疼痛。手臂上的穴位很多，当出现疼痛的时候及时按摩，长期坚持，多年的老毛病也能治好。

特效穴位按摩

※ 按揉手三里穴

位置：屈曲肘关节，在肘横纹的外侧端朝拇指往下约3横指宽处。

按摩方法：按摩者用右手托住被按摩者手臂，用左手大拇指先按顺时针方向按揉手三里穴约2分钟，再按逆时针方向按揉约2分钟，左右手交替，以酸胀感向臂部周围放散为佳。

主治：治疗前臂酸痛、手臂麻木、网球肘疼痛、肿胀、斑疹、发热等。

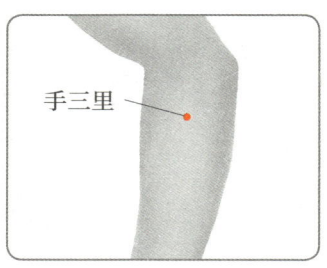

手三里

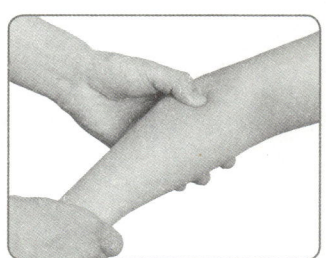

※ 按揉曲池穴

位置：屈曲肘关节，在肘横纹的外侧头。

按摩方法：按摩者左手托住被按摩者手臂，用右手拇指先按顺时针方向按揉曲池穴2分钟，再按逆时针方向按揉2分钟，左右手交替，以局部感到酸胀为佳。

主治：治疗颈椎疼痛、上肢过电样疼痛、手臂麻木等。

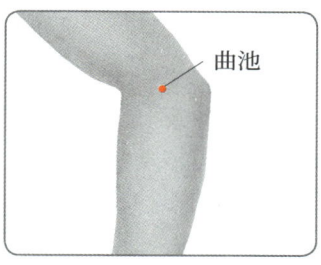
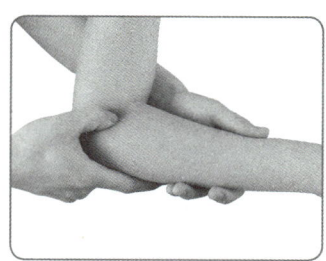

※ 点按尺泽穴

位置：微屈曲肘关节，在肘横纹上，肱二头肌腱外侧缘凹陷处。

按摩方法：按摩者右手托住被按摩者手臂，用左手拇指点按尺泽穴2分钟，左右手交替，以局部感到酸胀为佳。

主治：治疗手臂疼痛、肘关节疼痛、咽喉肿痛等。

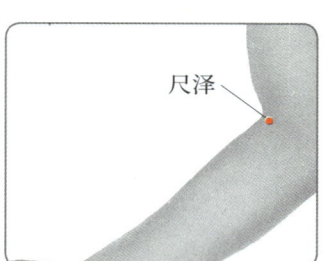
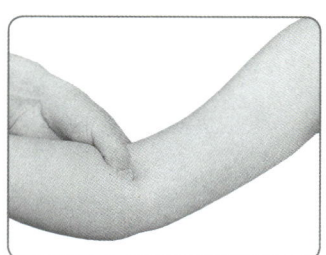

※ 按揉孔最穴

位置：手掌向上，腕横纹上方肱二头肌外侧9横指宽处。

按摩方法：按摩者取坐位或仰卧位，伸展前臂掌心向上，按摩者以手指或指节向下按压，或顺时针方向按揉约2分钟，以局部感到酸胀为佳。

主治：治疗网球肘、前臂酸痛、痔疮、哮喘、咳嗽等。

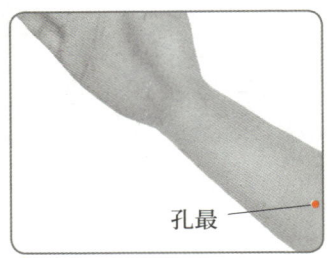
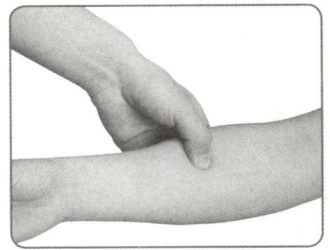

孔最

※ 掐揉列缺穴

位置：两手虎口交叉，一手食指按在另一手腕关节上，食指尖下凹陷处。

按摩方法：按摩者一手托住被按摩者手腕，用另一手拇指和食指掐揉列缺穴约1分钟，然后按揉约1分钟。

主治：治疗腕关节疼痛、活动疼痛、咽喉肿痛等。

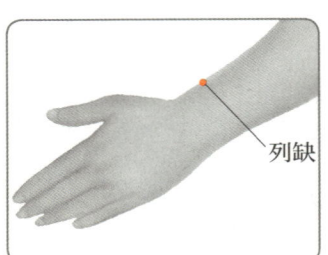
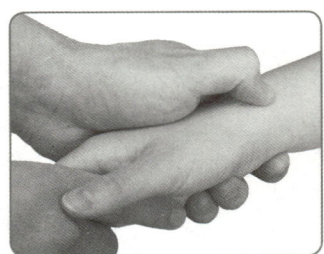

列缺

※ 掐揉合谷穴

位置：手背部，拇指与食指的根部交接处，肌肉最高点即是。

按摩方法：按摩者用一手拇指指腹掐揉被按摩者合谷穴30次，两手交替，以局部感到酸胀为佳。

主治：治疗手臂麻木、疼痛、网球肘等。

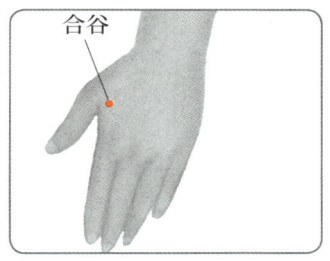
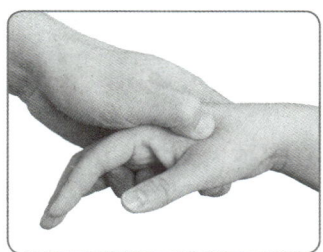

辅助穴位

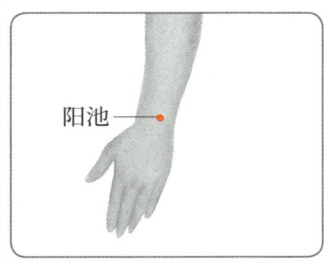
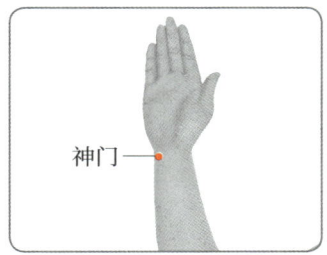

局部按摩

※ 点按痛点

用左手拇指或中指点按疼痛最明显的部位约2分钟，疼痛较轻时可以按顺时针方向按揉，疼痛较重时则由轻到重点按1分钟即可。

腕关节扭伤

腕关节扭伤是指腕关节受到外力影响,导致腕关节周围的韧带、肌腱等受到损伤,出现内出血或肌腱的轻微撕裂。其主要症状为腕部肿胀、疼痛,损伤的韧带、肌腱等处有压痛,严重时腕关节不能活动。腕关节扭伤不仅会对身体造成伤害,也会产生一定的心理阴影,这时最需要的就是进行轻柔而有效的按摩。

特效穴位按摩

※ 点揉阳池穴

位置:在腕背横纹上,背伸腕关节时手背紧张的肌腱外侧缘。

按摩方法:按摩者一手托住被按摩者手部,用另一手拇指点揉阳池穴半分钟,随即按顺时针方向按揉约1分钟,然后再按逆时针方向按揉约1分钟,以局部感到酸胀为佳。

主治:治疗腕关节疼痛、腕关节活动受限、头痛、目赤肿痛、耳聋、咽喉肿痛等。

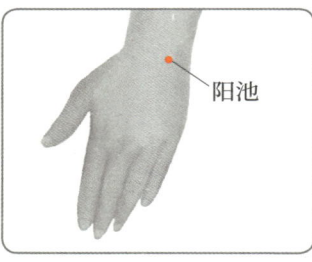

阳池

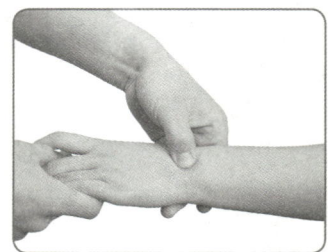

※ 点按腕骨穴

位置：手背外侧，第5掌骨基底部，与钩骨之间的凹陷处。

按摩方法：按摩者用拇指点按被按摩者腕骨穴约1分钟，直到感觉酸胀为止，左右手交替进行。

主治：治疗手臂痛、腕关节扭伤、腕关节及其周围软组织疾病等。

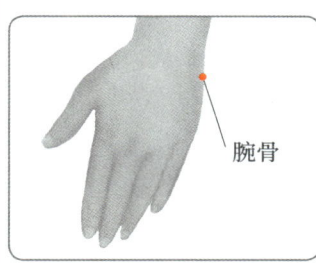
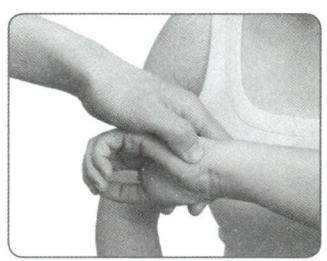

※ 点揉阳溪穴

位置：拇指上翘时，腕关节背侧横纹上两根紧张的肌腱之间凹陷处。

按摩方法：按摩者一手托住被按摩者腕部，另一手拇指点揉阳溪穴半分钟，随即以顺时针、逆时针方向各按揉约1分钟。

主治：治疗腕关节疼痛、腱鞘炎、前臂疼痛、中风等。

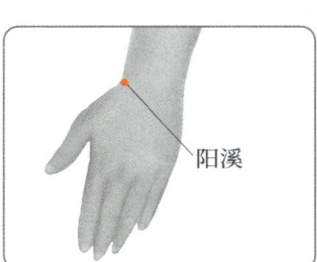
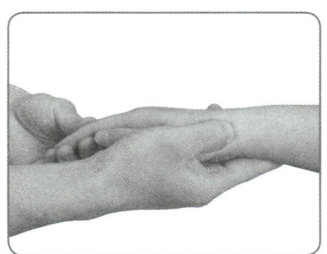

※ 掐按神门穴

位置：掌心向上，前臂靠小指侧的腕横纹上。

按摩方法：按摩者用一手拇指掐住被按摩者神门穴约30秒然后松开5秒，反复操作，以酸胀为度，左右手交替。

主治：治疗腕关节扭伤、腕部疼痛、失眠、多梦、神经衰弱、心慌、精神分裂症等。

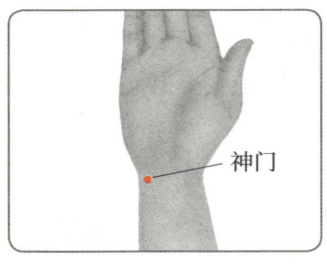
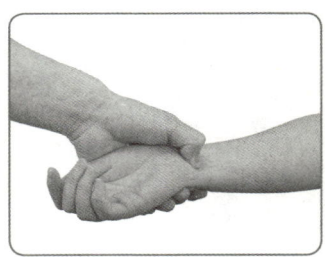

※ 点揉外关穴

位置：在腕关节横纹上约3横指宽处，手臂外侧正中。

按摩方法：按摩者用右手托住被按摩者手指，用左手拇指点揉外关穴约1分钟，然后按顺时针方向按揉约1分钟，再按逆时针方向按揉约1分钟，以酸胀感向腕部和手放散为佳。

主治：治疗手臂痛、腕关节扭伤、腕关节下垂等局部损伤。

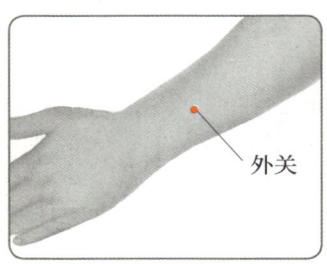
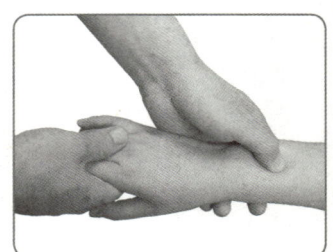

※ 点揉阳谷穴

位置：手腕外侧，小鱼际根部，腕关节突起的骨头和尺骨头突起间的凹陷处。

按摩方法：按摩者用拇指点揉阳谷穴半分钟，随即按顺时针方向按揉约1分钟，然后再按逆时针方向按揉约1分钟。

主治：治疗腕关节扭伤、腕关节三角软骨损伤等。

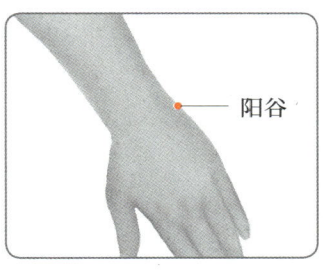

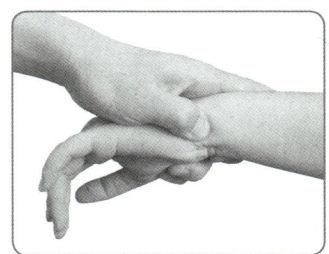

辅助穴位

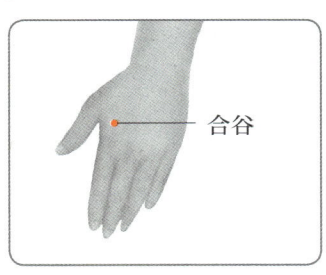

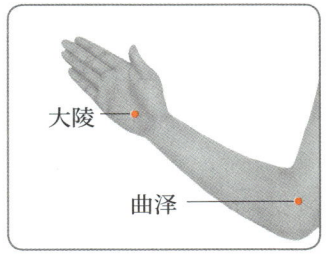

局部按摩

※ 腕部自我捋按

被按摩者自己用另一手大拇指向手指方向捋按患手腕关节背侧、掌侧以及腕关节内外侧的韧带36次，然后点按疼痛最明显部位2分钟。

腰背痛

腰背痛是现在蓝领、白领最常见的疼痛症状之一。长时间维持一个姿势,腰背部的肌肉就会劳损,产生慢性或急性的肌肉炎症,从而出现腰背痛。其主要症状是久坐后或者久站后会有很明显的疼痛感,疼痛严重的不能弯腰捡东西,甚至不敢深呼吸。下班回家给腰背的穴位做一点儿按摩,能有效缓解疼痛。

特效穴位按摩

※ 揉擦八髎穴

位置:骶椎4等分,分别为上髎、次髎、中髎和下髎,左右共8个穴位,分别在第1、2、3、4骶后孔中,合称"八髎穴"。

按摩方法:被按摩者俯卧,按摩者站于一旁,用拇指点按八髎穴各约10秒,然后用手掌根紧贴骶部一侧四髎穴,自上而下揉擦至尾骨两旁,约1分钟,两边交替进行。

主治:治疗腰骶部疼痛、腰骶部韧带扭伤、腰肌劳损、骶髂关节疼痛、小便不利、痔疮等。

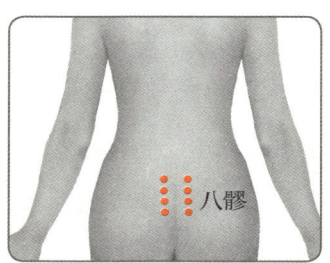

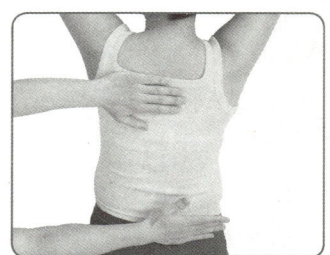

※ 按揉肾俞穴

位置：第2腰椎棘突下旁开2横指宽处，左右各一穴。

按摩方法：被按摩者俯卧，按摩者用两手拇指先按压肾俞穴1分钟，再沿顺时针方向按揉1分钟，然后再沿逆时针方向按揉1分钟，以局部感到酸胀为佳。

主治：治疗腰酸腿痛、腰肌劳损、腰椎间盘突出等。

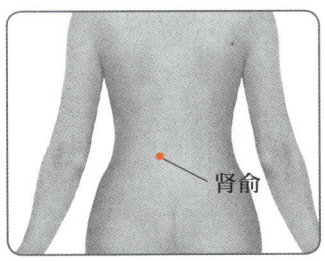
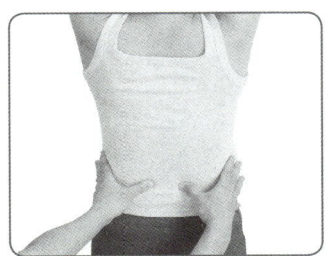

※ 按揉命门穴

位置：腰部，第2腰椎棘突下缘的凹陷中。

按摩方法：被按摩者俯卧，按摩者用大拇指先按顺时针方向按揉命门穴2分钟，然后再按逆时针方向按揉2分钟，以局部有酸胀感为佳。

主治：治疗腰酸腿软、腰肌劳损、腰椎间盘突出等。

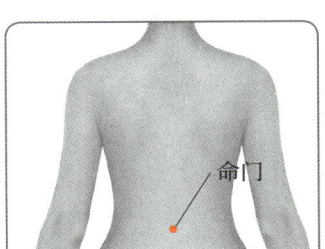
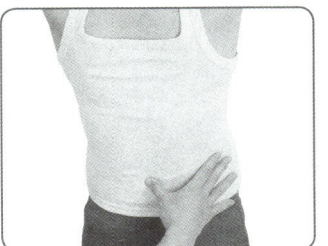

※ 按揉志室穴

位置：第2腰椎棘突下旁开4横指宽处，左右各一穴。

按摩方法：被按摩者俯卧，按摩者先用两手拇指重叠按压志室穴1分钟，再按顺时针方向按揉1分钟，然后按逆时针方向按揉1分钟，以局部感到酸胀为佳，左右两边交替按摩。

主治：治疗腰背酸痛、腰背部冷痛、腰肌劳损等。

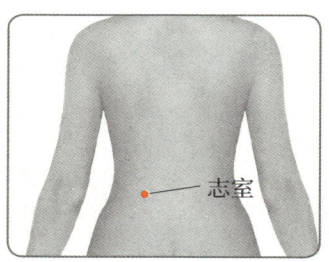
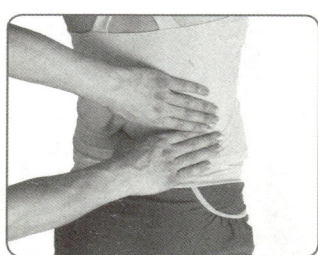

※ 按揉膈俞穴

位置：第7胸椎棘突下旁开2横指，平肩胛下角处即是。

按摩方法：被按摩者俯卧，按摩者站于一侧，两手拇指先按顺时针方向按揉两侧膈俞穴2分钟，再按逆时针方向按揉2分钟，以局部按压有酸胀感为宜。

主治：治疗背部瘀血疼痛、背部肌肉劳损等。

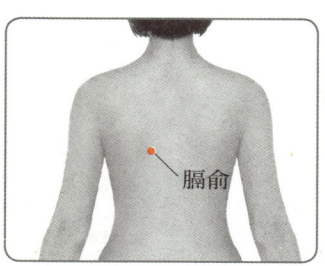
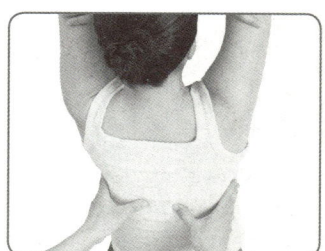

※ 点按委中穴

位置：膝盖后面，腘窝的正中央。

按摩方法：被按摩者俯卧，按摩者用食指、拇指或中指点按委中穴10秒，然后放松3秒，反复进行5～8次，然后轻轻揉动委中穴约2分钟。

主治：治疗一切腰背部疼痛、腰酸腿痛、下肢肿胀等。

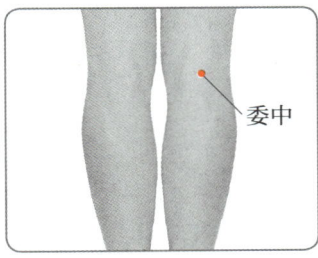
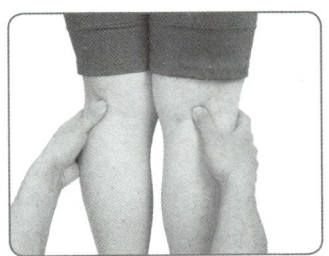

辅助穴位

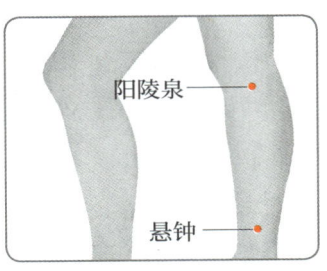
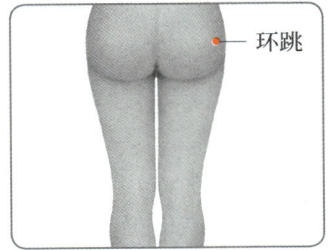

局部按摩

※ 背部

被按摩者俯卧，按摩者用双手手掌以脊柱两侧为起点，向身体外侧呈弧状摩擦、推运，慢慢向腰部进展。反复做10次。

腰肌劳损

腰肌劳损是腰痛的最常见原因之一，长期弯腰工作或长时间坐在电脑前工作，都可能引起腰肌劳损。其症状主要为腰部隐隐作痛，腰部两侧大肌肉有酸痛感，受凉后腰部隐痛症状明显加重。腰肌劳损和腰背痛一样都属于"劳累病"，在奔波一天回家以后，如果能得到贴心的按摩，就不会留下终身的遗憾。

特效穴位按摩

※ 揉擦八髎穴

位置：骶椎4等分，分别为上髎、次髎、中髎和下髎，左右共8个穴位，分别在第1、2、3、4骶后孔中，合称"八髎穴"。

按摩方法：被按摩者俯卧，按摩者站于一旁，用拇指点按八髎穴各约10秒，然后用手掌根紧贴骶部一侧四髎穴处，自上而下揉擦至尾骨两旁约1分钟，两边交替进行。

主治：治疗腰骶部疼痛、腰骶部韧带扭伤、腰肌劳损、骶髂关节疼痛、小便不利等。

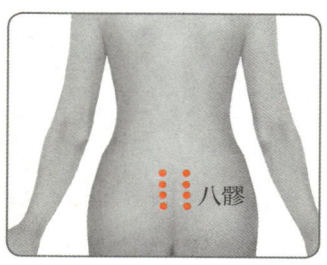
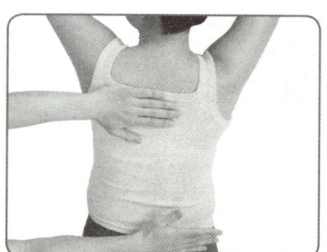

※ 按揉命门穴

位置：腰部，第2腰椎棘突下缘的骨缝中。

按摩方法：被按摩者俯卧，按摩者用大拇指先按顺时针方向按揉命门穴2分钟，再按逆时针方向按揉2分钟。

主治：治疗腰酸腿软、腰肌劳损、腰椎间盘突出症、棘间韧带炎、下肢肿胀、全身疲劳、阳痿、滑精、早泄等。

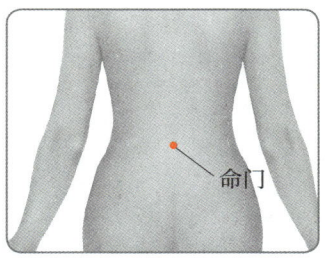
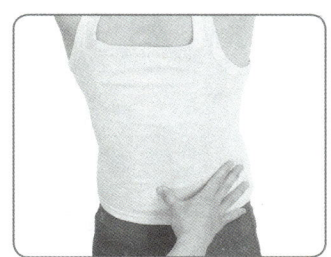

※ 按揉志室穴

位置：第2腰椎棘突下旁开4横指宽处，左右各一穴。

按摩方法：被按摩者俯卧，按摩者先用两手拇指重叠按压志室穴1分钟，再按顺时针方向按揉1分钟，最后按逆时针方向按揉1分钟，以局部感到酸胀为佳，左右两边交替按摩。

主治：治疗腰背酸痛、腰背部冷痛、腰肌劳损等。

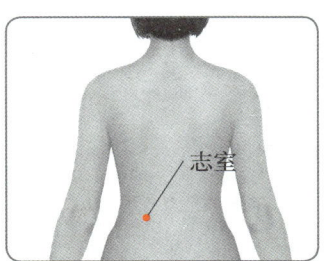
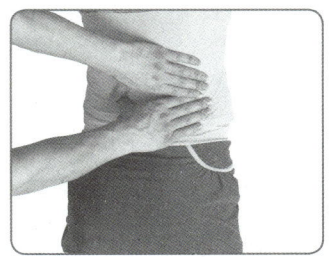

※ 按揉腰眼穴

位置：第4腰椎棘突下旁开4横指宽处，左右各一穴。

按摩方法：被按摩者俯卧，按摩者先用两手拇指按压腰眼穴1分钟，再按顺时针方向按揉1分钟，然后按逆时针方向按揉1分钟。

主治：治疗腰背酸痛、腰肌劳损、腰部冷痛等。

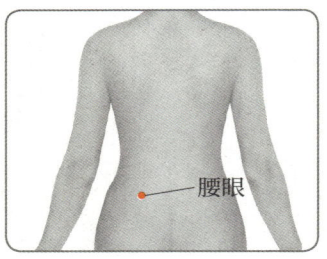
腰眼

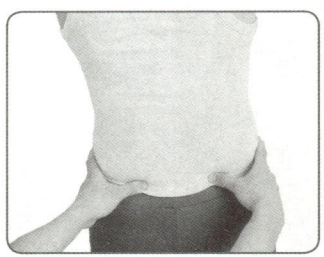

※ 按揉肾俞穴

位置：第2腰椎棘突下旁开2横指宽处，左右各一穴。

按摩方法：被按摩者俯卧，按摩者先用两手拇指重叠按压肾俞穴1分钟，再按顺时针方向按揉1分钟，然后按逆时针方向按揉1分钟，以局部感到酸胀为佳，左右两边交替按摩。

主治：治疗腰酸腿痛、腰肌劳损、腰椎间盘突出症等。

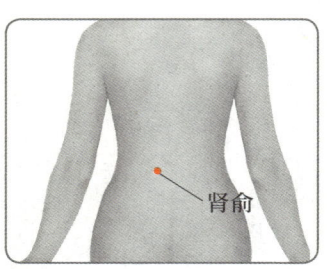
肾俞

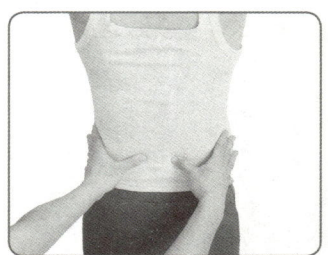

※ 按揉夹脊穴

位置：在腰背部，第1胸椎至第5腰椎两侧，后正中线旁开0.5寸，一侧17穴。

按摩方法：被按摩者俯卧，按摩者分别用两手拇指同时按揉夹脊穴，各约30秒。

主治：治疗内脏和背部的各种疼痛或功能不良。

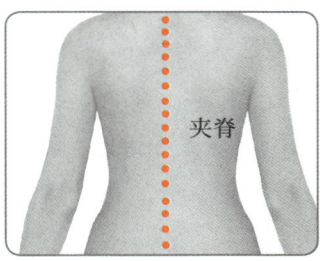
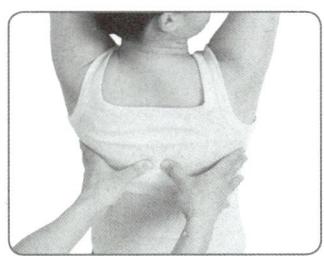

辅助穴位

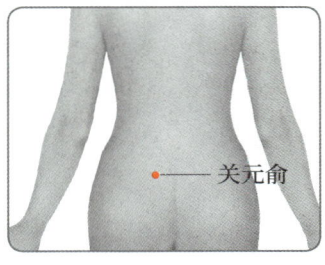
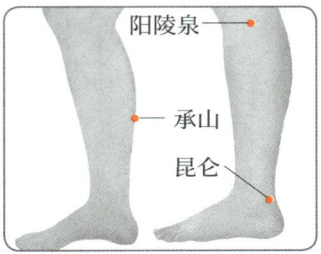

局部按摩

※ 揉按足太阳膀胱经

按摩者用一手掌根或大鱼际自上而下揉按被按摩者腰部脊柱两边足太阳膀胱经循行路线，另一手协助晃动腰椎，放松腰部肌肉，揉按约5分钟。

急性腰扭伤

急性腰扭伤是指患者在弯腰或转身的时候突然出现的腰部疼痛难忍,不能直腰。其主要症状为做某个动作时,腰部突然剧烈疼痛,不能活动。急性腰扭伤后,可以通过适当的、正确的按摩来缓解腰肌的紧张,只需短短几分钟,几个简单的穴位,就能有所缓解!

特效穴位按摩

※ 揉擦八髎穴

位置:骶椎4等分,分别为上髎、次髎、中髎和下髎,左右共8个穴位,分别在第1、2、3、4骶后孔中,合称"八髎穴"。

按摩方法:俯卧,按摩者用拇指点按八髎穴各约10秒,然后用手掌根部紧贴骶部一侧四髎穴处,自上而下揉擦至尾骨两旁约1分钟,两边交替进行。

主治:治疗腰骶疼痛、盆腔炎等。

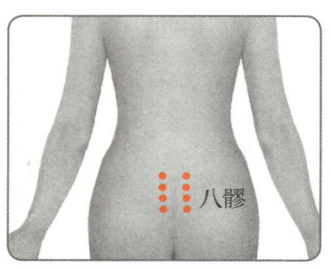
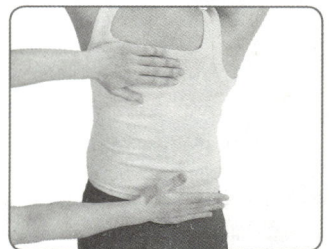

※ 按揉命门穴

位置：腰部，第2腰椎棘突下缘的骨缝中。

按摩方法：被按摩者俯卧，按摩者用大拇指先按顺时针方向按揉命门穴2分钟，再按逆时针方向按揉2分钟。

主治：治疗腰酸腿软、腰肌劳损、腰椎间盘突出症、棘间韧带炎、下肢肿胀、疲劳、阳痿、滑精、月经不调等。

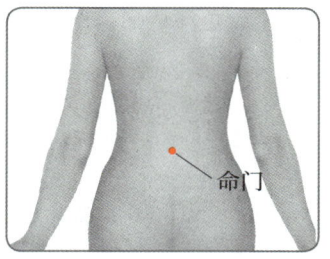
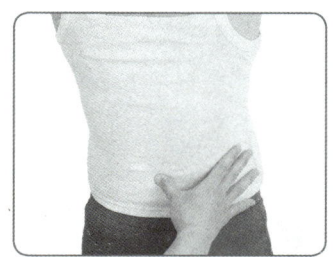

※ 按揉腰眼穴

位置：第4腰椎棘突下旁开4横指宽处，左右各一穴。

按摩方法：被按摩者俯卧，按摩者先用两手拇指分别按压腰眼穴1分钟，再按顺时针方向按揉1分钟，最后按逆时针方向按揉1分钟，以局部感到酸胀为佳，左右两边交替按摩。

主治：治疗腰背酸痛、腰肌劳损、腰部冷痛等。

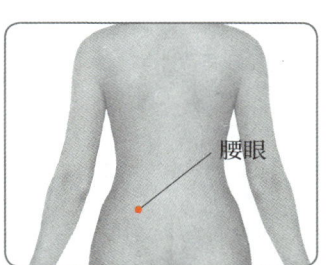
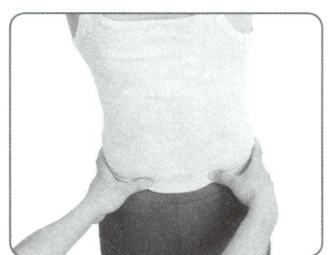

※ 按揉肾俞穴

位置：第2腰椎棘突下旁开2横指宽处，左右各一穴。

按摩方法：被按摩者俯卧，按摩者先用两手拇指按压肾俞穴1分钟，再按顺时针方向按揉1分钟，最后按逆时针方向按揉1分钟，以局部感到酸胀为佳。

主治：治疗腰酸腿痛、腰肌劳损、腰椎间盘突出症等。

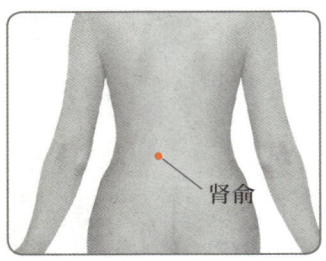

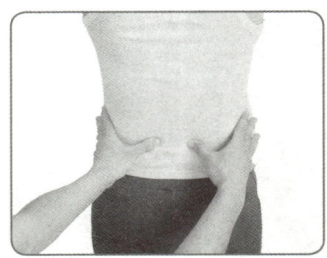

※ 点揉委中穴

位置：膝盖后面，腘窝的正中央。

按摩方法：被按摩者俯卧，按摩者用两手食指、拇指或中指点按委中穴10秒，然后放松3秒，反复5～8次，然后轻轻揉动约2分钟。

主治：治疗腰背部疼痛、腰扭伤、腰酸腿痛等。

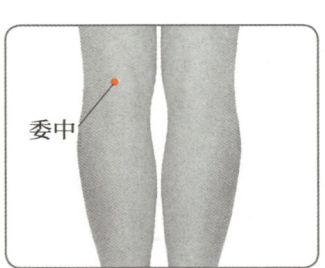

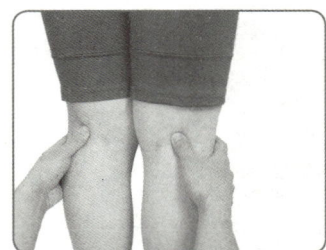

※ 点按承山穴

位置：跷脚趾时，小腿肚下方呈"人"字形纹的顶端凹陷处。

按摩方法：被按摩者俯卧并全身放松，按摩者用两手大拇指由轻到重点按承山穴约2分钟。

主治：治疗腰背疼痛、腰扭伤、坐骨神经痛等。

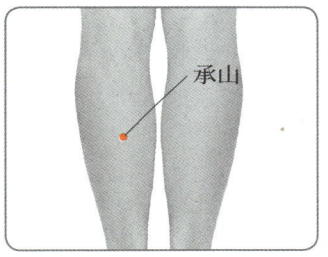
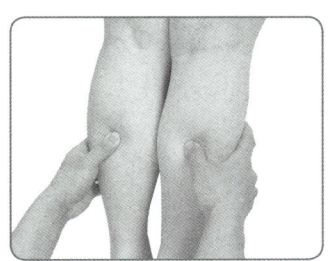

辅助穴位

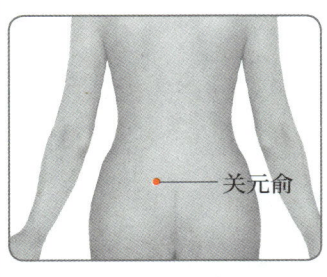
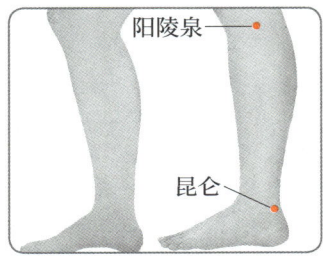

局部按摩

※ 揉按痛点，缓解腰肌痉挛

按摩者用双手拇指重叠，逐渐用力按揉被按摩者疼痛最明显的部位约5分钟，以被按摩者感到腰痛减轻、可以轻微活动为止。

膝关节痛

膝关节痛是由于膝关节磨损后，关节软骨和关节周围的韧带、肌腱等组织退变产生的症状。膝关节屈伸不灵活、膝盖僵硬、沉重、酸痛是主要症状，急性期还可能出现膝关节红肿疼痛，不能行走。据统计，85%以上的老年人都有膝关节疼痛的症状。掌握以下这些穴位将有利于自身进行膝关节痛的治疗。

特效穴位按摩

※ 按揉血海穴

位置：大腿内侧，膝盖骨往上约3横指宽处。

按摩方法：按摩者用两手拇指先按顺时针方向按揉被按摩者的血海穴约1分钟，再按逆时针方向按揉约1分钟，以局部有酸胀感为宜。

主治：治疗膝关节疼痛、大腿肌肉酸痛、贫血、头晕眼花、容易疲惫、妇女月经不调、痛经、经闭、荨麻疹、湿疹、皮肤粗糙、皮肤瘙痒等。

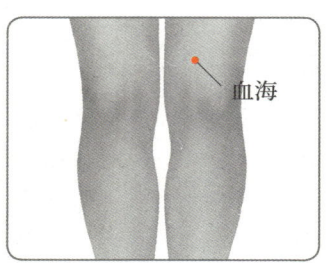
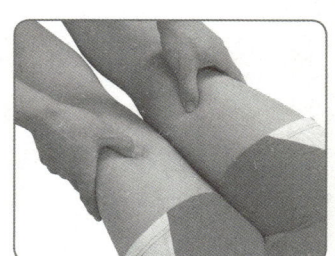

※ 点揉膝眼穴

位置：膝盖骨下方两侧的凹陷中，内侧称"内膝眼"，外侧称"外膝眼"，又叫"犊鼻"。

按摩方法：给被按摩者膝关节下面垫上薄枕，按摩者用拇指、食指点揉膝眼1分钟，以局部有酸胀感为佳。

主治：治疗膝关节肿胀疼痛、膝关节骨性关节炎等。

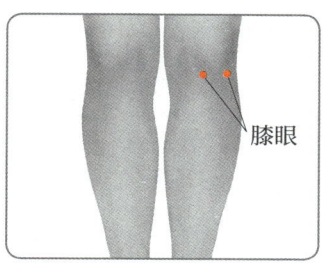
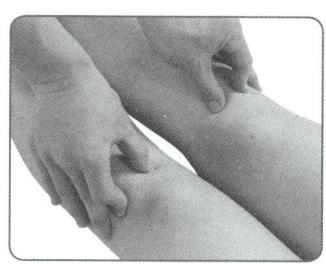

※ 点揉委中穴

位置：膝盖后面，腘窝的正中央。

按摩方法：被按摩者俯卧，按摩者用两手食指、拇指或中指点按委中穴10秒，放松3秒，反复5～8次，然后轻轻揉动委中穴约2分钟。

主治：治疗一切腰背部疼痛、腰扭伤、腰酸腿痛等。

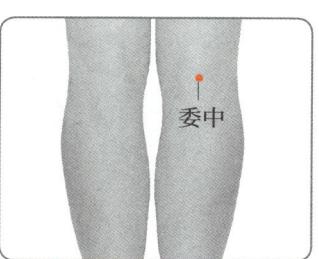
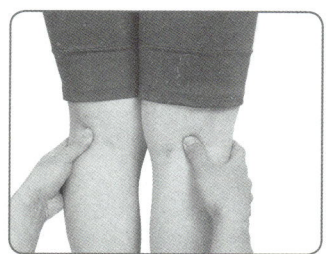

※ 按揉阴陵泉穴

位置：膝盖内下侧，胫骨内侧突起的下缘凹陷中。

按摩方法：被按摩者平躺或取坐位，膝关节稍屈曲，按摩者用拇指先按顺时针方向按揉阴陵泉穴约2分钟，然后再按逆时针方向按揉约2分钟，以局部感到酸胀为佳。

主治：治疗膝关节红肿疼痛、腹胀、腹泻、肥胖等。

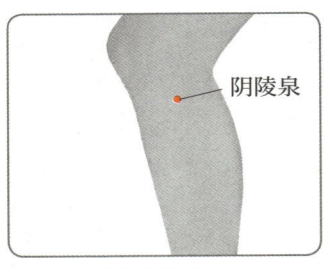
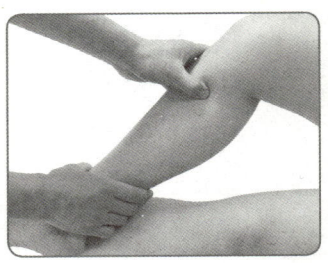

※ 按揉阳陵泉穴

位置：膝盖斜下方，小腿外侧腓骨小头前下方凹陷中。

按摩方法：被按摩者取侧卧位，按摩者用大拇指先按顺时针方向按揉阳陵泉穴约2分钟，再按逆时针方向按揉约2分钟。

主治：治疗下肢及全身水肿、腰痛、坐骨神经痛、膝关节周围疼痛、膝关节肿胀、脚麻痹、抽筋等。

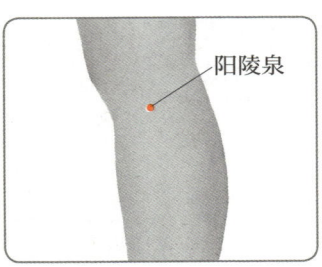
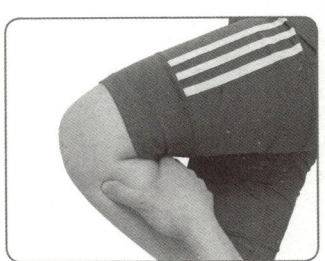

※ 按揉足三里穴

位置：胫骨外侧，在膝眼下方约4横指宽处。

按摩方法：按摩者用拇指先按顺时针方向按揉足三里穴约2分钟，再按逆时针方向按揉约2分钟，以局部感到酸胀为佳。

主治：治疗膝关节周围疼痛、膝关节骨性关节炎、髌骨软化症等。

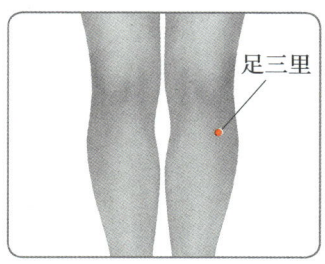
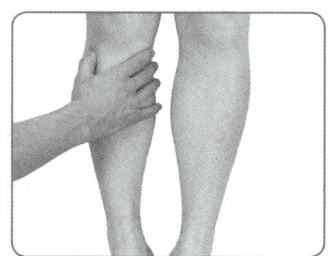

辅助穴位

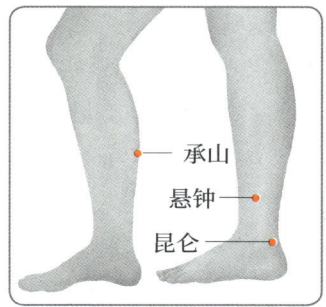

局部按摩

※ 下蹲压

手扶床沿做下蹲动作，然后做直压腿部动作，即让患侧下肢向前跨半步，处于伸直位或下肢伸出，放在一定高度，轻轻地做压腿运动，手尽量触及足尖部。

小腿肚抽筋

小腿肚抽筋又名"腓肠肌痉挛"。腓肠肌位于小腿后方，过度劳累如长途步行或爬山，使踝关节长期处在屈伸状态，腓肠肌总是呈紧张状态可导致小腿肚抽筋。此外，踢球、长跑、游泳以及睡眠时小腿受寒均可引起腓肠肌痉挛。腓肠肌痉挛时，可在小腿后方，腓肠肌肌腹摸到一硬块，小腿后部剧烈疼痛，严重时可发展到腓肠肌麻痹。小腿肚抽筋是很痛苦的事，为防止它的出现，我们要时常按摩下面这些穴位。

特效穴位按摩

※ 点按承山穴

位置：在腓肠肌两侧肌腹下方，当伸直小腿时，在肌腹出现的人字纹正中。

按摩方法：取坐位，拇指按于患侧承山穴，力量逐渐加重，一般按揉2~3分钟，以有酸胀感为度。

主治：治疗小腿肚抽筋、坐骨神经痛、腰背痛、下肢瘫痪及痔疮、脱肛、便秘等。

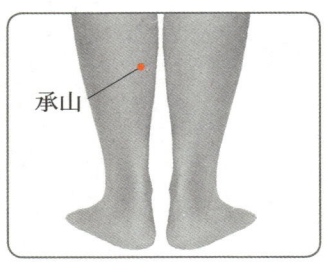

承山

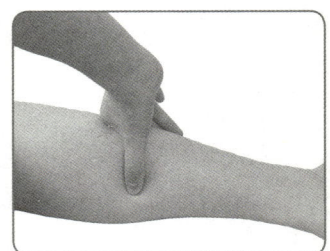

※ 按揉承筋穴

位置：合阳与承山之间中点，腓肠肌肌腹中央。或俯卧或正坐垂足位，小腿后部肌肉的最高点。

按摩方法：取坐位，拇指按于患侧承筋穴，沿顺时针方向按揉2分钟，由轻到重，以有酸胀感为度。

主治：治疗腰腿拘急、疼痛、痔疮等。

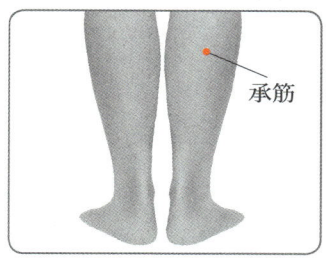
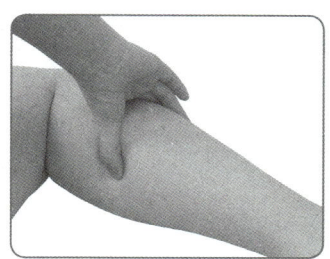

※ 按揉委中穴

位置：腿部腘横纹中央。

按摩方法：取坐位，用中指或食指按于患侧委中穴（拇指于髌骨外侧或膝眼），由轻渐重地按揉20～40次。

主治：治疗一切腰背部疼痛、腰酸腿疼、下肢肿胀、膝关节周围疼痛、下肢痿痹等。

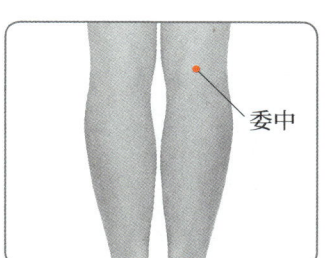
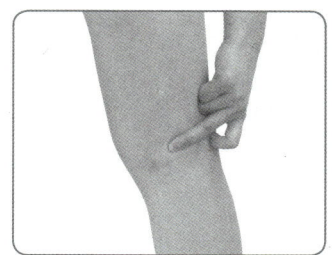

辅助穴位

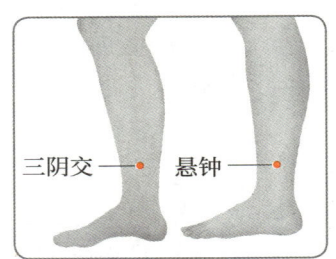

三阴交　　悬钟

局部按摩

※ 揉拿腓肠肌

取坐位，患腿搭在健腿上，拇指与其余四指相对，揉拿腓肠肌100次。

※ 摩腿肚

取坐位，将右手掌或指端放在腓肠肌痛处的上端，轻轻揉摩1分钟，注意局部肌肉要放松，痉挛就可以慢慢缓解。

▼揉拿腓肠肌

▼摩腿肚

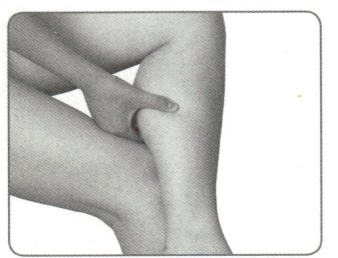
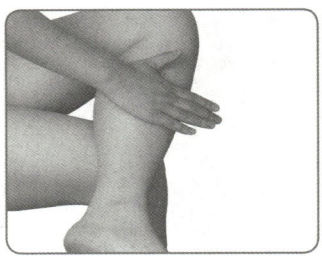

踝关节扭伤

外力作用下，关节骤然向一侧活动而超过其正常活动度时，使关节周围软组织如关节囊、韧带、肌腱等发生撕裂伤，称为"关节扭伤"。轻者仅有部分韧带纤维撕裂，重者可使韧带完全断裂或韧带及关节囊附着处的骨质撕脱，甚至发生关节脱位。急性期症状为踝关节红肿，明显疼痛，不能活动。恢复期症状为瘀血逐渐消退，疼痛不剧烈，活动时加重。

特效穴位按摩

※ 点揉太溪穴

位置：内踝正后方凹陷中。

按摩方法：按摩者用手握住被按摩者踝部，先用拇指点压太溪穴约1分钟，然后沿顺时针方向揉1分钟，再沿逆时针方向揉1分钟，以局部有酸胀感为佳。

主治：治疗踝关节扭伤、肿痛、高血压、失眠、健忘、月经不调、遗精、阳痿、性交痛、小便频数等。

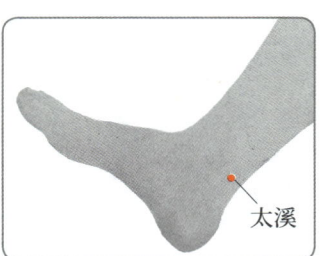
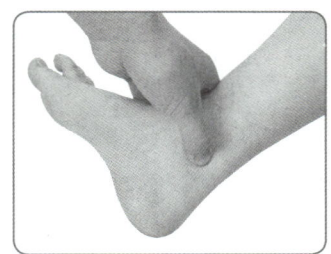

※ 推按昆仑穴

位置：外踝正后方凹陷中，外踝与跟腱之间。

按摩方法：按摩者用手握住被按摩者踝部，用拇指指腹自上而下推按昆仑穴2分钟，以局部有酸胀感为佳。

主治：治疗踝关节扭伤、肿痛、高血压、失眠、健忘、月经不调、遗精、阳痿、性交痛、小便频数等。

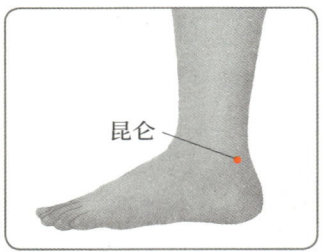
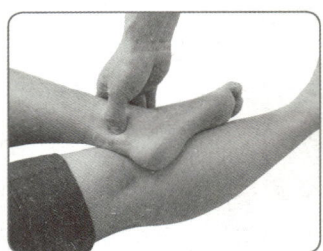

※ 点按解溪穴

位置：踝关节正前方凹陷中，内外踝连线的中点。

按摩方法：按摩者用手握住被按摩者踝部，用拇指点压解溪穴约10秒，然后放松5秒，反复操作。

主治：治疗踝关节前方疼痛、活动受限制，踝关节肿胀难以消退，足背或足趾发凉麻木等。

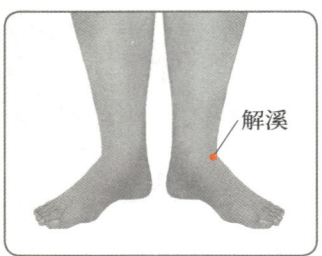
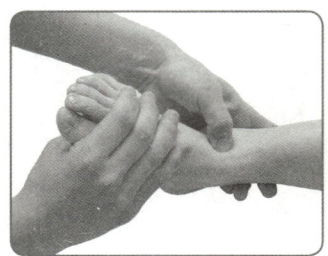

※ 点揉丘墟穴

位置：外踝前下方的凹陷中。

按摩方法：按摩者用手握住被按摩者踝部，先用拇指点压丘墟穴约1分钟，然后按顺时针方向揉1分钟，再按逆时针方向揉1分钟，以局部有酸胀感为佳。

主治：治疗踝关节扭伤后前外侧疼痛、踝关节扭伤难以消肿、习惯性踝关节扭伤等。

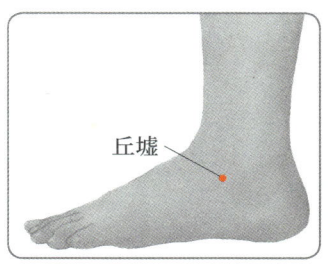
丘墟

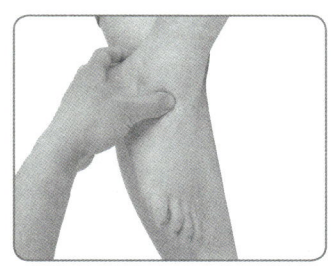

※ 点揉照海穴

位置：踝关节内侧骨头突起的下缘凹陷中。

按摩方法：按摩者用手握住被按摩者踝部，先用拇指点压照海穴约1分钟，然后按顺时针方向揉1分钟，再按逆时针方向揉1分钟，以局部有酸胀感为佳。

主治：治疗踝关节扭伤后前内侧疼痛、咽喉干燥等。

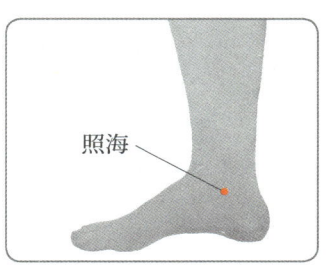
照海

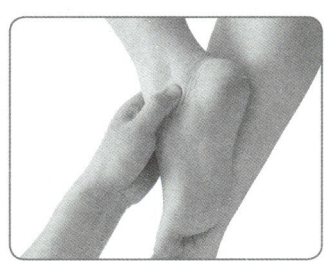

跟腱炎

跟腱炎是运动创伤常见病，多由运动前准备活动不充分，即猛烈弹跳或急速奔跑，引起跟腱拉伤，或重复大量训练而逐渐产生跟腱损伤，表现为跟腱疼痛。早期疼痛主要发生于活动开始时，一旦活动开了以后，疼痛反而减轻，再剧烈运动时，跟腱疼痛加重，局部皮肤颜色正常或微红。临床主要表现为跟骨结节部晨起时疼痛，严重时局部可有肿胀。因为消炎药很难直达跟腱部位，所以采用按摩消炎是一种不错的选择。

特效穴位按摩

※ 昆仑、太溪联动

位置：昆仑在外踝后方，在外踝尖与跟腱之间的凹陷处；太溪在内踝后方，在内踝尖与跟腱之间的凹陷处。

按摩方法：取坐位，拇指按于对侧昆仑穴，食指按于太溪穴，用力推拿20～30次。

主治：治疗头痛目眩、落枕、跟腱炎、腰酸耳鸣、失眠、高脂血症等。

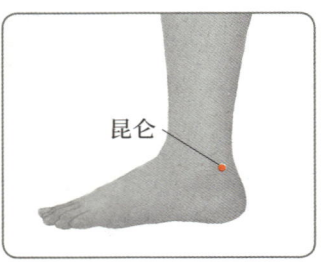
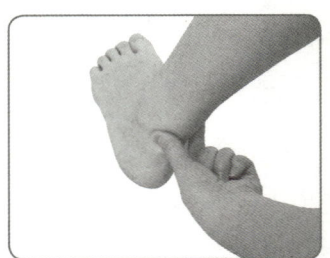

※ 按揉阿是穴

位置：跟腱局部痛点。

按摩方法：取坐位，拇指指腹放于跟腱上，其余四指放足背，沿顺时针方向按揉3～5分钟。

主治：解除粘连，缓解疼痛。

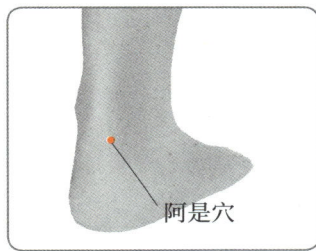
阿是穴

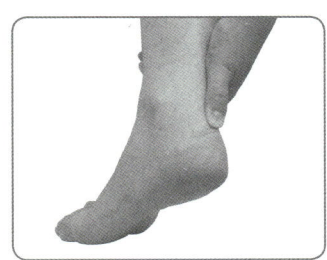

※ 三阴交、绝骨联动

位置：三阴交在内踝尖上3寸（4横指），胫骨内侧缘后面；绝骨在外踝尖上3寸，腓骨前缘。

按摩方法：取坐位，小腿放于对侧大腿上，中指按于对侧（患侧）绝骨穴，拇指按于三阴交穴，同时用力按揉20～30次。

主治：治疗跟腱炎、坐骨神经痛、脑血管病等。

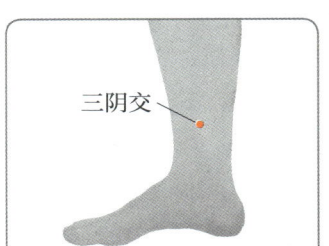
三阴交

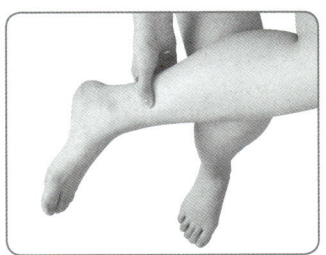

※ 点按承山穴

位置：在腓肠肌两侧肌腹下方，当伸直小腿时，在肌腹出现的人字纹正中。

按摩方法：取坐位，拇指点按承山穴1分钟，以局部有酸胀感为度。

主治：治疗腓肠肌痉挛、跟腱炎、坐骨神经痛等。

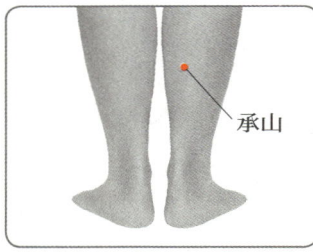

承山

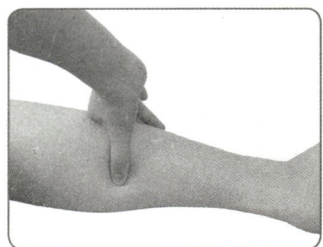

局部按摩

※ 推跟腱

在小腿内侧下1/3胫骨下与跟腱之间，用一指禅推法，即将拇指指腹放于跟腱上，其余四指放于足背，拇指沿垂直跟腱方向来回推动，约5分钟。

小贴士

想尽快摆脱跟腱炎的痛苦，一味地"静养"并不可取，而要在适量、科学的运动中逐渐恢复。要养成良好的运动习惯，做到运动前热身，运动中强度适宜，运动后要有适当的放松活动，活动时要避免跟腱的再次损伤。

足跟痛

足跟痛又称"跟痛症",是一种常见病。以足跟肿胀、麻木疼痛、局部压痛、行走困难为特征。足跟痛也称"跟骨骨刺"或"跟骨骨质增生",即足跟底部局部性疼痛,多见于40~60岁的中老年人,与外伤或劳损有关,表现为足跟疼痛剧烈,疼痛部位一般很局限,足跟部有明显压痛点。晨起下地活动疼痛严重,活动后疼痛减轻,但久站久行疼痛又加重,部分患者足跟部轻度肿胀。X线拍片多数可见跟骨骨质增生。临床上以足跟底部肿胀、压痛及足跟不能着地行走为主要特征。穴位按摩对足跟痛有很好的效果,被它困扰的你还不快来试试。

特效穴位按摩

※ 点按压痛点

位置:足跟局部。

按摩方法:患足搁于健侧膝关节上,找到跟底压痛最明显的部位,用拇指指端点按3~5分钟,力量由轻到重,手法宜深沉。以局部有酸胀或酸痛感为佳。

主治:缓解疼痛。

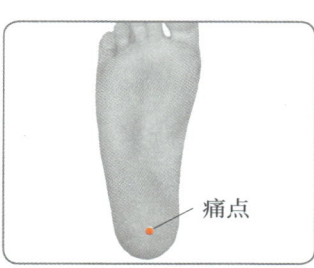
痛点

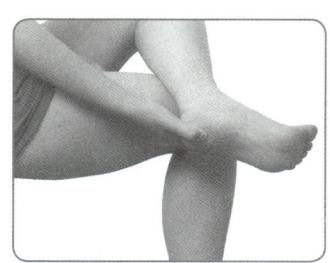

※ 按揉丘墟穴

位置：外踝前下缘。

按摩方法：取蹲位，用中指按于患侧丘墟穴（拇指附于内踝后），向外按揉2分钟，力度以能够忍受为度。

主治：可防治胸胁痛、胆囊炎、坐骨神经痛、下肢痿痹、踝关节及周围软组织疾病等。

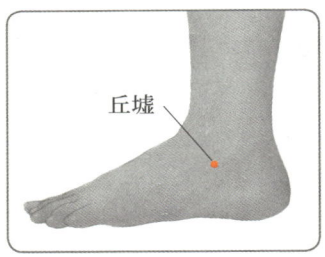
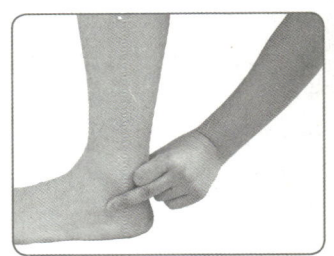

※ 昆仑、太溪联动

位置：昆仑在外踝后方，外踝尖与跟腱之间的凹陷处；太溪在内踝后方，内踝尖与跟腱之间的凹陷处。

按摩方法：取坐位，拇指、食指分别按于昆仑、太溪，用力对拿20～30次。

主治：治疗头痛目眩、落枕、足跟痛、腰酸、耳鸣等。

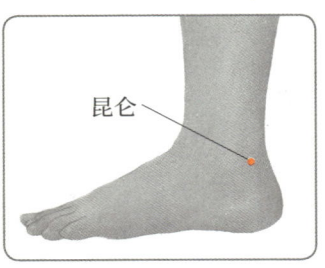
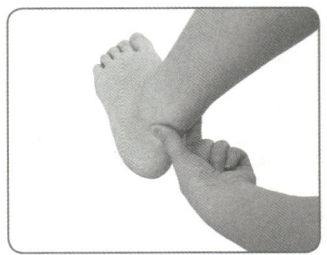

辅助穴位

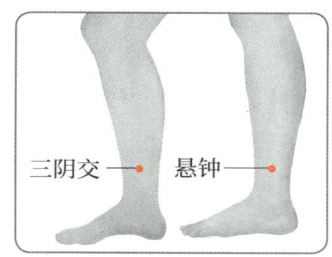

三阴交　悬钟

局部按摩

※ 捏拿跟腱

拇指与其余四指相对，捏拿跟腱、足跟部2~3分钟，使局部产生热胀、轻松感。

※ 掌摩足跟压痛点

患足搁于健侧膝关节上，用掌根部在压痛部位按摩，力度适中即可。

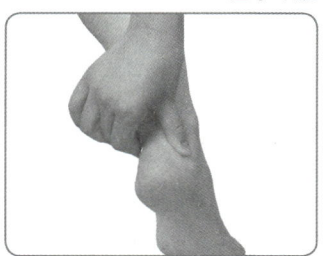

▼ 捏拿跟腱

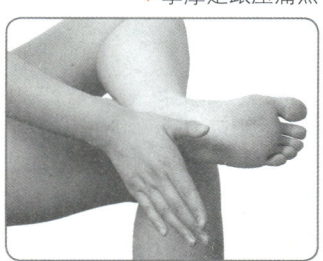

▼ 掌摩足跟压痛点

肋间神经痛

肋间神经痛为一个或几个肋间部位沿肋间神经分布区发生经常性疼痛，并有发作性加剧特征。其特征是一侧或两侧胸肋部针刺样或刀割样疼痛，并可放散到背部及肩部，当咳嗽、打喷嚏或深呼吸时疼痛加剧。治疗肋间神经痛应明确原发病灶，再选择相应的治疗方法。特别是久坐办公室的女性要注意休息，避免劳累。

特效穴位按摩

※ 按揉期门穴

位置：在乳头直下，当第6肋间隙中。

按摩方法：取坐位或仰卧位，中指螺纹面按于期门穴，按顺时针方向按揉2分钟，手法用力宜适中，以局部有酸胀感和轻度温热感为度。

主治：治疗女性月经不调、子宫内膜炎、腹痛、腹泻、恶心、呕吐、肝区疼痛、胆绞痛、脂肪肝等。

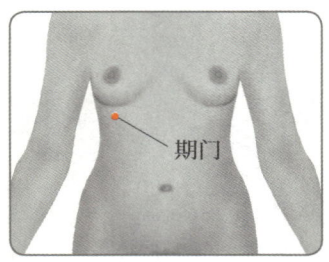
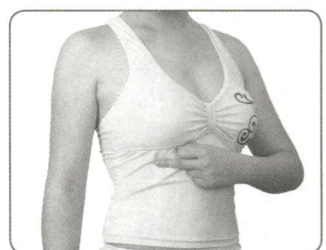

※ 按揉日月穴

位置：当乳头直下，第7肋间隙。

按摩方法：取坐位或仰卧位，拇指螺纹面按于日月穴，其余4指放在肋骨上，按顺时针方向按揉2分钟，手法用力宜适中，以局部有酸胀感和轻度温热感为度。

主治：治疗肋间神经痛、膈肌痉挛、带状疱疹。

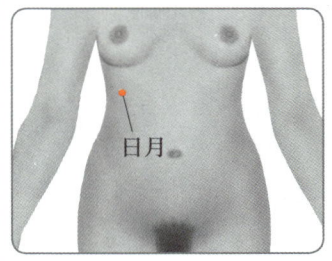
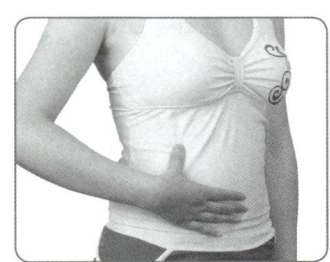

※ 点揉肝俞穴

位置：肩胛骨内侧，第9胸椎旁开2横指宽处。

按摩方法：取坐位或立位，两手握拳，用4指的掌指关节突起部点揉肝俞穴约2分钟，以局部有酸胀感为佳。

主治：治疗月经来潮前两肋下胀痛、乳房胀痛不适、腰背痛、烦躁易怒、厌食油腻等。

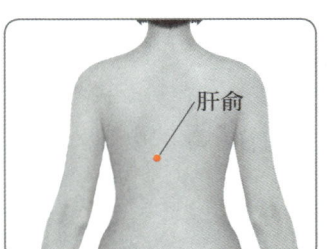
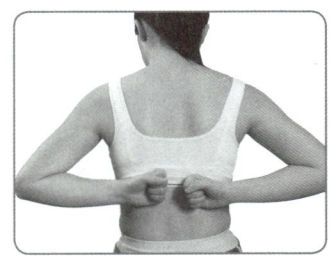

※ 点揉胆俞穴

位置：肩胛骨内侧，第10胸椎下旁开2横指宽处。

按摩方法：取坐位或立位，两手握拳，用4指掌指关节突起部点揉胆俞穴约2分钟，以局部有酸胀感为佳。

主治：治疗胆囊炎、肝炎、胃炎、溃疡病、呕吐、食道狭窄、肋间神经痛、失眠、癔症、胆石症等。

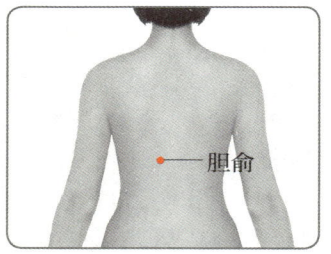
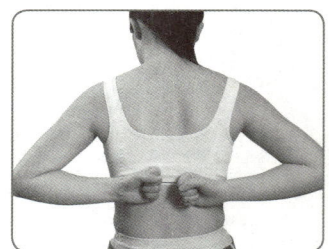

※ 掐揉阳陵泉穴

位置：在小腿外侧，腓骨头前下方凹陷处。

按摩方法：取坐位，用拇指指尖重掐患侧阳陵泉穴约1分钟，以局部有酸胀感为佳。

主治：治疗膝关节炎及周围软组织疾病、下肢瘫痪、踝扭伤、肩周炎、落枕、腰扭伤等。

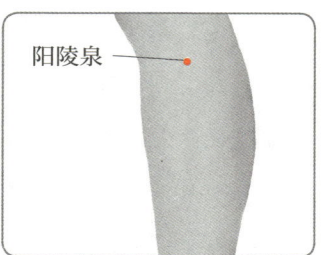
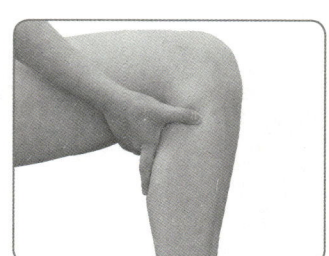

辅助穴位

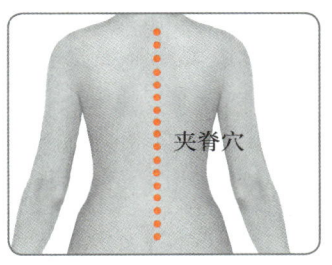
夹脊穴

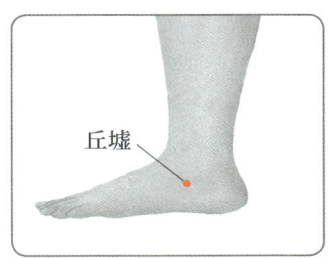
丘墟

局部按摩

※ 指抹肋间隙

五指分开,各手指分别置于患处及其相邻的肋间隙,自上而下、自下而上沿肋间隙做抹搓,手法用力轻微。以局部有温热感,轻度透热至胸腔内为宜。

※ 揉按肝胆反射区

肝胆反射区在右手手掌无名指与小指中缝向下延伸至第一条横纹线交叉点下方,用拇指指端按于此反射区,按顺时针方向揉按2~3分钟,以局部有明显酸胀感为佳。

▼ 指抹肋间隙　　　　　▼ 揉按肝胆反射区

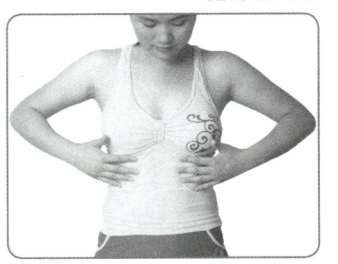
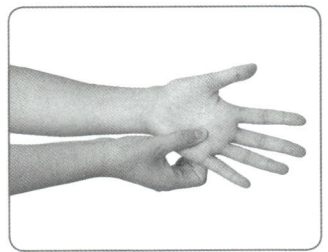

三叉神经痛

三叉神经痛是指三叉神经分布区域内的阵发性剧烈疼痛,包括前额、头皮、眼、鼻等在内的面部神经痛。其主要症状为在一侧面部三叉神经分布区域内突然发生剧烈疼痛,疼痛似电击、刀割、烧灼或针刺样。由于这种疼痛是短暂的、发作性的,止痛药都无效,而经络按摩则能有效缓解疼痛。

特效穴位按摩

※ 点揉颧髎穴

位置:眼外角直下方,颧骨下缘凹陷处。

按摩方法:按摩者用双手拇指同时点按被按摩者双侧颧髎穴约半分钟,然后按顺时针方向按揉1分钟,再按逆时针方向按揉1分钟,以局部感到酸胀并向整个面部放散为佳。

主治:治疗三叉神经痛、面瘫、面肌麻痹、中风后遗症、口眼㖞斜、眼皮跳动、牙齿痛、面颊肿痛等。

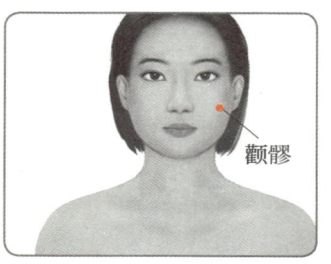
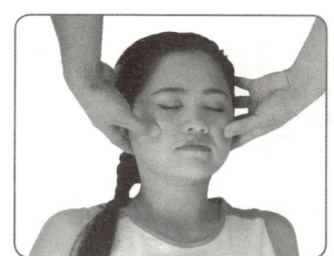

※ 点揉下关穴

位置：在耳前颧弓与下颌切迹所形成的凹陷中，闭口有凹陷，张口即闭。

按摩方法：按摩者用拇指同时点按被按摩者双侧下关穴约半分钟，再按顺时针、逆时针方向各按揉1分钟。

主治：治疗牙痛、三叉神经痛、口眼㖞斜等。

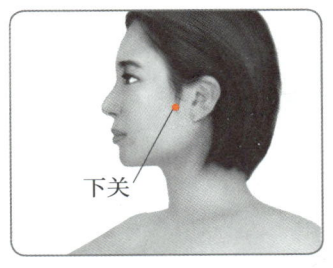
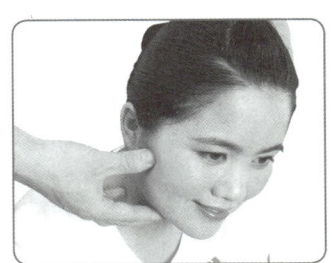

※ 点揉颊车穴

位置：在面部，咬牙时肌肉隆起最高点。

按摩方法：按摩者用双手拇指同时点按被按摩者双侧颊车穴约半分钟，然后按顺时针方向按揉1分钟，再按逆时针方向揉1分钟，以局部感到酸胀并向整个面部放散为佳。

主治：治疗三叉神经上颌支或下颌支疼痛、牙痛等。

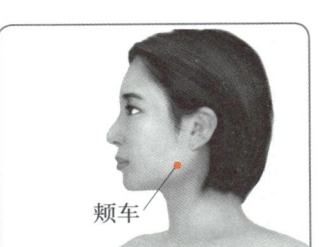
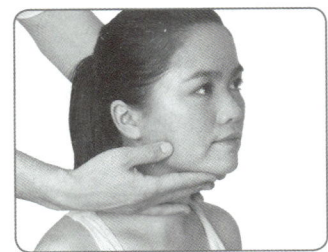

※ 掐揉合谷穴

位置：手背部，拇指与食指的根部交接处肌肉最高点。

按摩方法：按摩者用一手拇指指腹掐揉被按摩者合谷穴30次，以局部感到酸胀为止。

主治：治疗面神经麻痹、三叉神经痛、口眼㖞斜、鼻炎、头痛、牙痛、青春痘、眼睛疲劳、喉咙疼痛等。

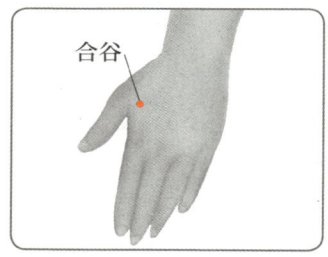
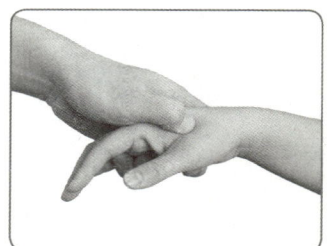

※ 点揉外关穴

位置：在腕横纹上约3横指宽处，手臂的外侧正中。

按摩方法：按摩者用右手托住被按摩者前臂，先用左手拇指点按外关穴约1分钟，然后按顺时针方向按揉约1分钟，再按逆时针方向按揉约1分钟，以酸胀感向腕部和手放散为佳。

主治：治疗牙痛、面颊痛、头面部发热疼痛等。

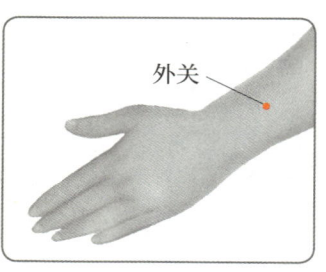
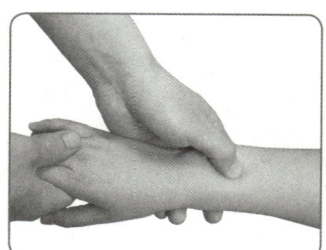

第五章

夫妻按摩,告别难言之隐

月经不调

月经不调又称"月经紊乱",是妇科常见病。其表现为月经周期或出血量的异常,或是月经前、经期时的腹痛及全身症状。病因可能是器质性病变或是功能性病变。许多全身性疾病如血液病、内分泌病、流产、宫外孕、葡萄胎、生殖道感染、肿瘤(如卵巢肿瘤、子宫肌瘤)等均可引起月经失调。在生活中女人要同时承担工作和家庭两个重任,不能再让月经不调消耗自己的精力了,赶紧教会你的伴侣穴位按摩法吧,让他帮你克服困难。

特效穴位按摩

※ 推擦八髎穴

位置:在骶椎上,分为上髎、次髎、中髎和下髎,左右共8个穴位,分别在第1、2、3、4骶后孔中,合称"八髎穴"。

按摩方法:按摩者取俯卧位,被按摩者站于一侧,一手扶其背部,另一手紧贴骶部两侧八髎穴处,两手掌尺侧交替用力,自上而下往返推擦至尾骨两旁,约2分钟。

主治:治疗痛经、月经不调等。

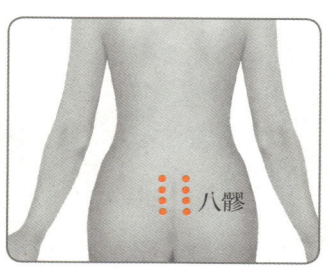
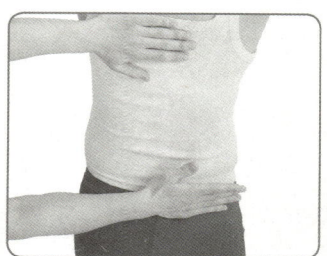

※ 按揉关元穴

位置：把肚脐和耻骨联合连线5等分，从肚脐往下3/5处。

按摩方法：被按摩者仰卧，按摩者先用拇指或中指按压关元穴约1分钟，然后按顺时针方向按揉1分钟，再按逆时针方向按揉1分钟，以局部有酸胀感为宜。

主治：治疗月经不调、痛经、闭经、腹痛、腹泻等。

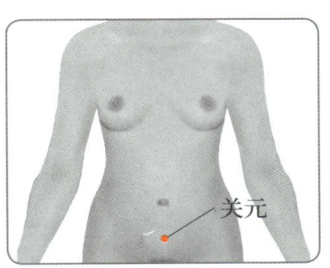
关元

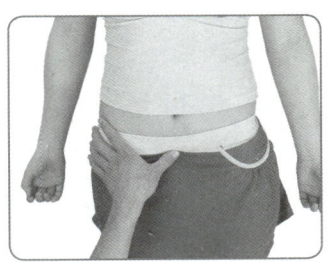

※ 按揉肾俞穴

位置：第2腰椎棘突下旁开2横指宽处，左右各一穴。

按摩方法：被按摩者俯卧，按摩者先用两手拇指按压肾俞穴1分钟，然后按顺时针方向按揉1分钟，再按逆时针方向按揉1分钟，以局部感到酸胀为佳。

主治：治疗月经不调、全身疲劳、阳痿、遗精等。

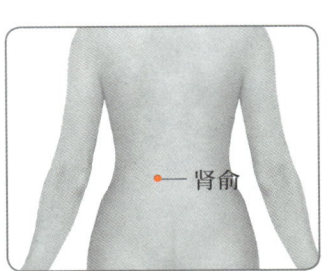
肾俞

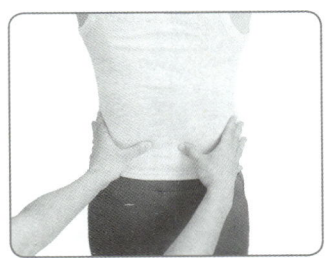

※ 按揉中极穴

位置：把肚脐和耻骨联合连线5等分，耻骨联合上1等分处。

按摩方法：被按摩者仰卧，按摩者先用拇指或中指按压中极穴约1分钟，然后按顺时针方向按揉1分钟，再按逆时针方向按揉1分钟，以局部有酸胀感为宜。

主治：治疗小便不利、带下病、闭经、月经不调、下肢水肿等。

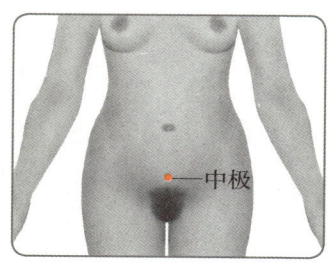
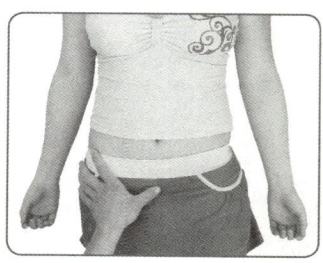

※ 按揉血海穴

位置：膝盖骨内侧上缘往上约3横指宽处。

按摩方法：按摩者先用两手拇指按顺时针方向按揉被按摩者血海穴约1分钟，然后按逆时针方向按揉约1分钟，以局部有酸胀感为宜。

主治：治疗月经不调、痛经、闭经、低血压、贫血等。

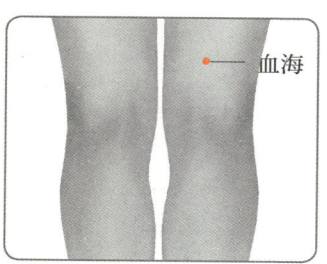
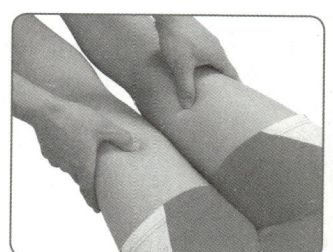

※ 按揉三阴交穴

位置：小腿内侧，内踝尖直上4横指，骨后缘处。

按摩方法：被按摩者仰卧，按摩者先用拇指按顺时针方向按揉三阴交2分钟，再按逆时针方向按揉2分钟，使局部有酸胀感。

主治：治疗失眠、心悸、心慌、高血压、月经不调、痛经、阳痿、遗精等。

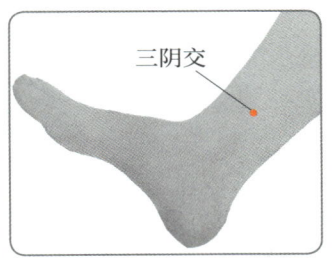
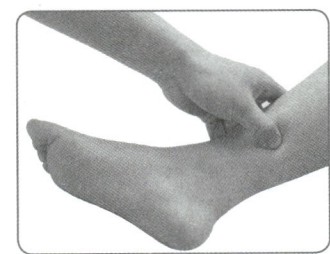

辅助穴位

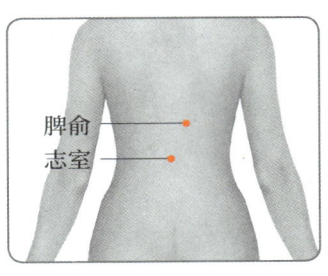
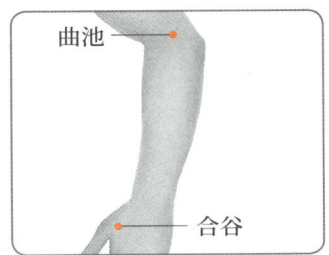

局部按摩

※ 团摩下腹

左手掌心叠放在右手背上，将右手掌心放在下腹部，适当用力按顺时针、逆时针方向各做环形摩动1~3分钟。

痛经

女性在行经前后或行经期中，下腹部出现极剧烈的疼痛，称为"痛经"，又叫"生理痛"。其主要表现为经前一两天痛经，或在月经来潮的第一天痛经，经期中会逐渐减轻。很多女人都有痛经的经历，重者疼痛剧烈，并伴有恶心、呕吐、头痛等症状，除了服药以外，正确地按压穴位也能达到减轻疼痛的效果。

特效穴位按摩

※ 推擦八髎穴

位置：在骶椎上，分为上髎、次髎、中髎和下髎，左右共8个穴位，分别在第1、2、3、4骶后孔中，合称"八髎穴"。

按摩方法：被按摩者俯卧位，按摩者站于一侧，一手扶其背部，另一手紧贴骶部两侧八髎穴处，掌指交替着力，自上而下推擦至尾骨两旁约2分钟，以局部有酸胀感为宜。

主治：治疗痛经、月经不调等。

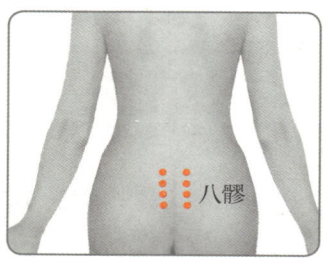
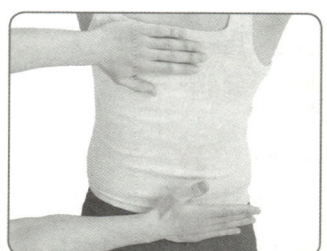

※ 按揉十七椎穴

位置：腰部，第5腰椎棘突下缘的凹陷中。

按摩方法：被按摩者俯卧，按摩者用大拇指用力点揉十七椎2分钟，以局部有酸胀感并向下腹部放散为佳。

主治：治疗痛经、月经不调、小腹冷痛等。

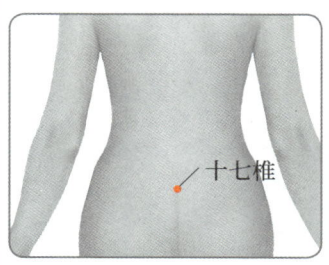
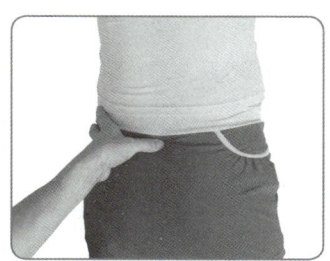

※ 按揉三阴交穴

位置：小腿内侧，内踝尖直上4横指，骨后缘处。

按摩方法：被按摩者仰卧，按摩者先用拇指按顺时针方向按揉三阴交2分钟，再按逆时针方向按揉2分钟，以局部有酸胀感为佳。

主治：治疗月经不调、痛经、阳痿、遗精等。

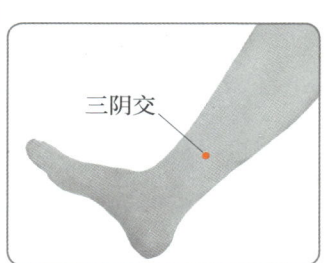
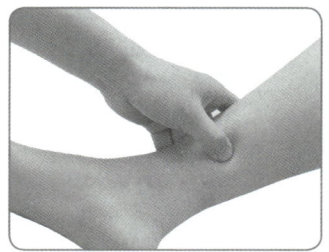

※ 按揉血海穴

位置：膝盖骨内侧上缘往上约3横指宽处。

按摩方法：按摩者先用拇指按顺时针方向按揉被按摩者血海穴约1分钟，再按逆时针方向按揉约1分钟，以局部有酸胀感为宜。

主治：治疗月经不调、痛经、闭经、贫血等。

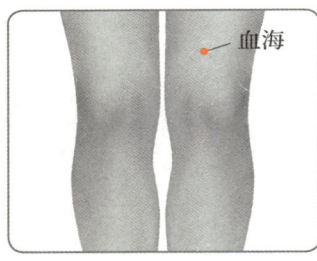
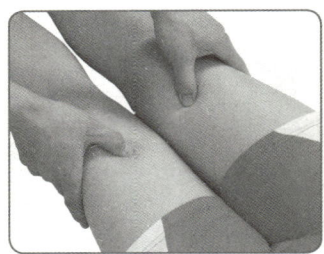

※ 按揉足三里穴

位置：胫骨外侧，在膝眼下方约4横指宽处。

按摩方法：被按摩者平躺或膝盖稍屈曲，按摩者先用拇指按顺时针方向按揉足三里穴约2分钟，再按逆时针方向按揉约2分钟，以局部感到酸胀为佳。

主治：治疗月经不调、痛经、闭经、更年期综合征等。

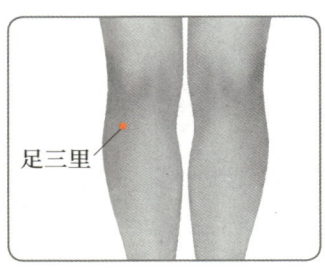
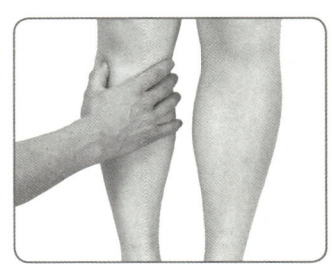

辅助穴位

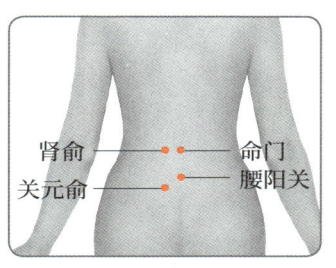
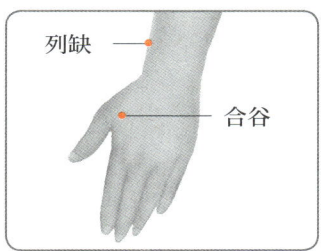

局部按摩

※ 揉下腹部

双手虎口交叉,掌心对小腹,紧贴肚皮,按顺时针方向按摩腹部约2分钟,到腹部微微发热为佳。

※ 拿提下腹部

女性仰卧,两下肢髋、膝屈曲。爱人站于女性一侧,两手拇指和四指合力,从肚脐下方开始拿提女性腹部皮肤,边拿边提边放,逐渐下移至耻骨联合处,反复按摩约2分钟。

▼揉下腹部

▼提拿下腹部

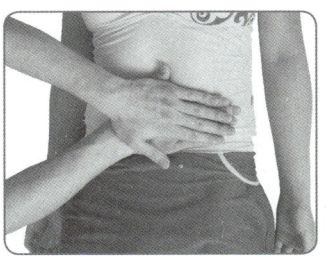
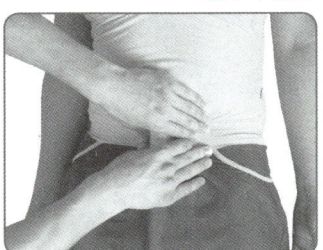

经前紧张综合征

月经前期有部分女人出现生理上、精神上以及行为上的改变，称为"经前紧张综合征"。女性在此时表现为情绪消极、乏力、烦躁、嗜睡，甚至哭泣、大怒，个别有自杀行为。有的合并有失眠、头痛、乳房胀痛、腹胀、恶心、呕吐、全身水肿等症状。这种紧张状态一般在月经前4～5天开始，来月经后消失。虽然经前紧张综合征的发生原因尚不清楚，但是通过丈夫的细心呵护和按摩可以很好地缓解和消除这种症状。

特效穴位按摩

※ 按揉中极穴

位置：把肚脐和耻骨联合连线5等分，耻骨联合上1等分处。

按摩方法：被按摩者仰卧，按摩者先用拇指或中指按压中极穴约1分钟，然后按顺时针方向揉1分钟，再按逆时针方向揉1分钟，以局部有酸胀感为宜。

主治：治疗小便不通、带下病、闭经、月经不调、下肢水肿等。

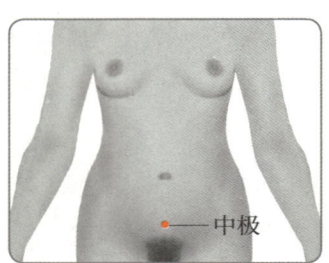
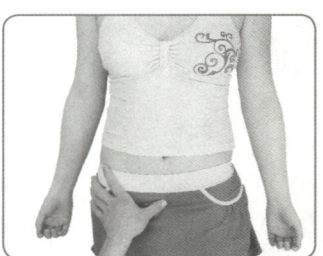

※ 按揉关元穴

位置：把肚脐和耻骨联合连线5等分，从肚脐往下3/5处。

按摩方法：被按摩者仰卧，按摩者先用拇指按压关元穴约1分钟，然后按顺时针方向按揉1分钟，再按逆时针方向按揉1分钟，以局部有酸胀感为宜。

主治：治疗经前紧张综合征、月经不调、经前腹痛等。

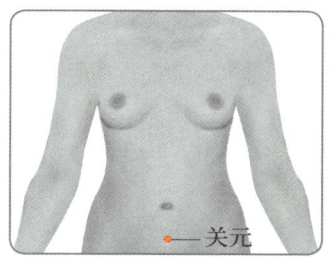
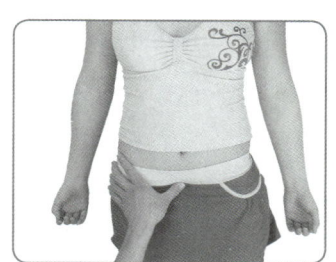

※ 点按内关穴

位置：手臂的内侧中间，腕关节横纹上约3横指宽处。

按摩方法：按摩者在被按摩者一侧，用左手托住其前臂，用拇指点按内关穴2分钟，以酸胀感向腕部和手放散为佳。

主治：治疗月经前期焦虑、心烦、心慌、月经痛等。

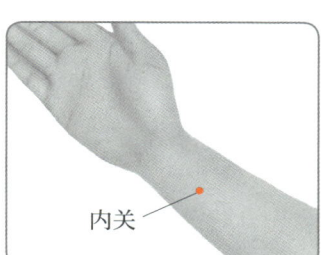
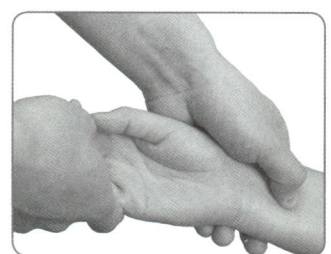

※ 按揉心俞穴

位置：肩胛骨内侧，第5胸椎棘突下旁开2横指宽处。

按摩方法：被按摩者俯卧，按摩者站于一旁，双手拇指先按顺时针方向按揉心俞穴2分钟，再按逆时针方向按揉2分钟，局部感觉酸胀、发热为佳。

主治：治疗经前心慌、心悸气短、心痛、咳嗽等。

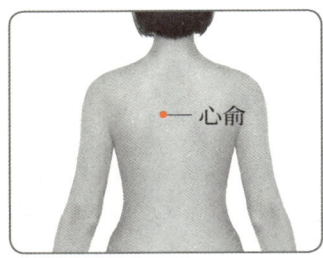
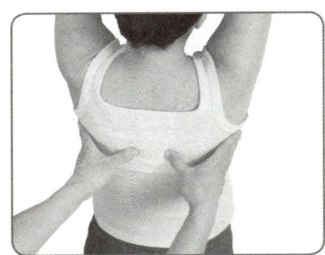

※ 按揉肝俞穴

位置：背部，第9胸椎棘突下旁开2横指宽处。

按摩方法：被按摩者俯卧，按摩者先用双手拇指按顺时针方向按揉肝俞穴约2分钟，再按逆时针方向按揉约2分钟，最后点按半分钟，以局部有酸胀感为宜。

主治：治疗月经来潮前两胁下胀痛、经前紧张等。

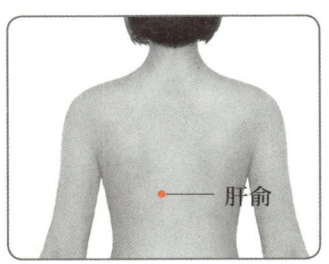
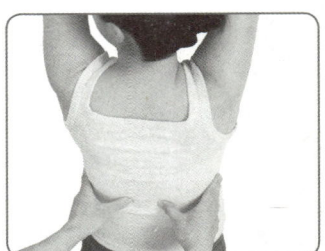

※ 按揉肾俞穴

位置：第2腰椎棘突下旁开2横指宽处，左右各一穴。

按摩方法：被按摩者俯卧，按摩者先用两手拇指按压肾俞穴1分钟，再按顺时针方向按揉1分钟，然后按逆时针方向按揉1分钟，以局部感到酸胀为佳。

主治：治疗经前焦虑、全身疲劳、月经不调等。

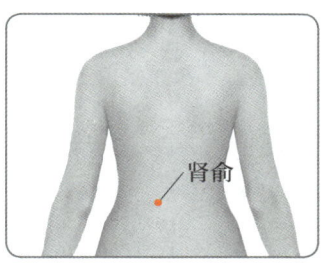
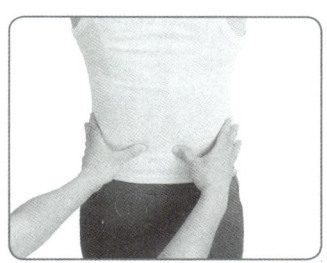

※ 指掐神门穴

位置：掌心向上，腕关节靠小指侧之腕横纹上。

按摩方法：按摩者用一手拇指掐住被按摩者神门穴约1分钟，到感觉酸胀为止，左右手交替进行。

主治：治疗月经前期紧张、焦虑、失眠、多梦、心慌、心悸、神经衰弱等。

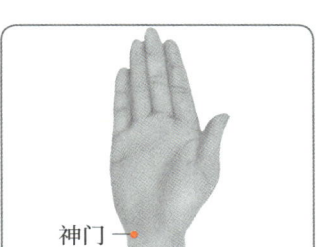
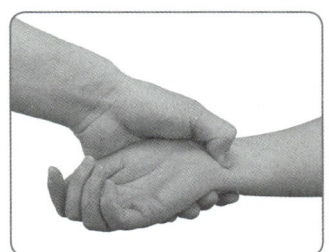

※ 按揉三阴交穴

位置：小腿内侧，内踝尖直上4横指，胫骨后缘处。

按摩方法：被按摩者仰卧，按摩者先用拇指按顺时针方向按揉三阴交穴2分钟，再按逆时针方向按揉2分钟，以局部有酸胀感为佳。

主治：治疗经前期紧张、焦虑、月经不调、痛经等。

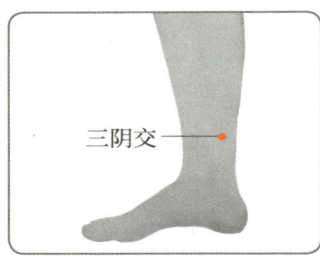
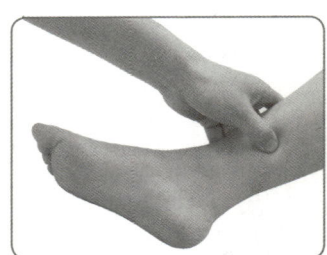

※ 按揉脾俞穴

位置：背部，第11胸椎棘突下旁开2横指宽处。

按摩方法：按摩者两手拇指按在被按摩者左右两脾俞穴位上（其余四指附着在肋骨上），按揉约2分钟。

主治：治疗经前心慌、失眠、呕吐、腹胀、腹泻、便血、黄疸等。

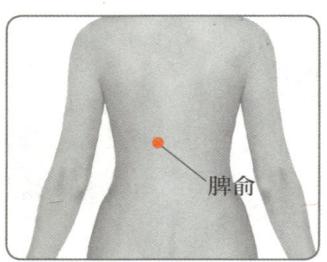
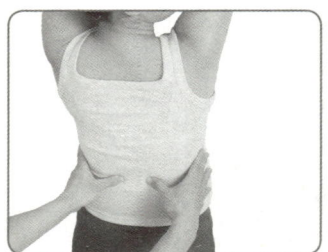

辅助穴位

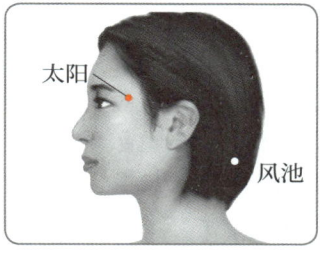
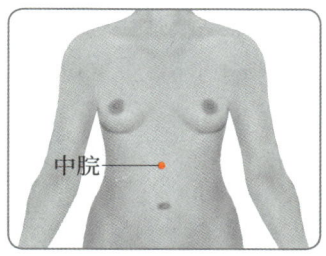

局部按摩

※ 揉小腹部

双手虎口交叉,掌心对小腹,紧贴肚皮,按顺时针方向按摩腹部约2分钟,到腹部微微发热为佳。

※ 提拿肩部

被按摩者取坐位,按摩者站于其后,先由轻到重点按肩井穴约2分钟,再用双手捏拿两侧肩部大筋36次。

小贴士

治疗经前紧张综合征之党参鲫鱼汤:党参30克洗净、切片,盛入碗中。鲫鱼500克宰杀后洗净,把党参片塞入鲫鱼腹中。炒锅置火上,加适量植物油,中火烧热,加入葱花、姜末适量煸炒,放入鲫鱼煸至两面呈淡黄色,烹入适量黄酒,加适量清汤,改用小火煨炖40分钟,待鲫鱼熟烂时,加盐、五香粉,再煨至沸,淋入适量麻油即可。

白带异常

白带是女性的一种生理现象，白带异常是女性内生殖器疾病的信号，应引起重视。白带异常可能仅仅为量的增多，也可能同时伴有色、质和气味方面的改变。不同疾病引起的白带异常其性状各不相同：乳白色泡沫状白带异常伴有外阴部瘙痒者，多为阴道滴虫感染所致；豆腐渣样或凝乳状白带异常伴有外阴部奇痒者，多见于阴道真菌感染。白带异常是女性常见的疾病，也是多发病，一定要引起女同胞们的重视。

特效穴位按摩

※ 按揉带脉穴

位置：在第11肋骨游离端直下，平肚脐水平处。

按摩方法：被按摩者仰卧，按摩者先用食指或中指按顺时针方向按揉带脉穴2分钟，再按逆时针方向按揉2分钟，以感到酸胀并向周围发散为佳。

主治：治疗月经不调、白带过多、白带气味腐臭、疝气、腰背无力、胸胁疼痛等。

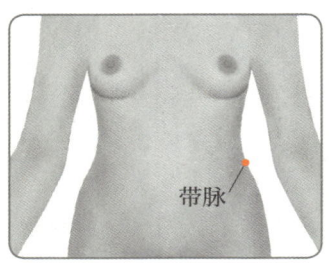

带脉

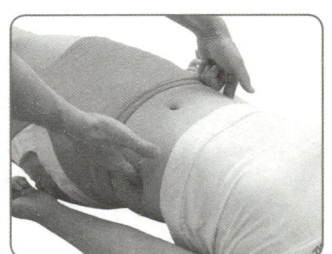

※ 按揉关元穴

位置：把肚脐和耻骨联合连线5等分，从肚脐往下3/5处。

按摩方法：被按摩者仰卧，按摩者先用拇指按压关元穴约1分钟，然后按顺时针方向按揉1分钟，再按逆时针方向按揉1分钟，以局部有酸胀感为宜。

主治：治疗白带异常，月经来潮前的腹痛、腹胀等。

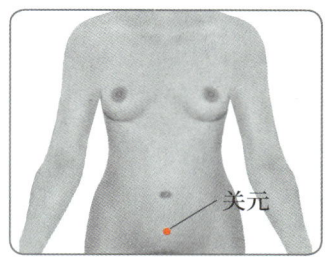
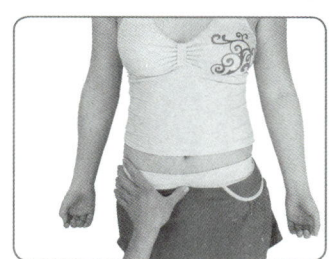

※ 按揉足三里穴

位置：胫骨外侧，在膝眼下方约4横指宽处。

按摩方法：被按摩者平躺或膝盖稍屈曲，按摩者先用拇指按顺时针方向按揉约2分钟，再按逆时针方向按揉约2分钟，以局部感到酸胀为佳。

主治：治疗月经紊乱、白带异常、产后面色苍白等。

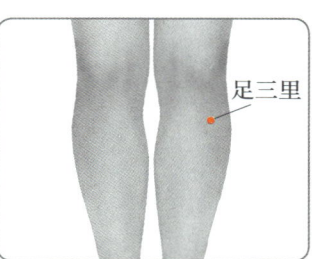
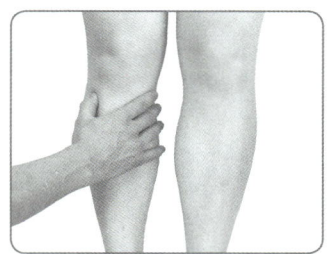

※ 按揉阴陵泉

位置：膝盖内下侧，胫骨内侧突起的下缘凹陷中。

按摩方法：被按摩者平躺或取坐位，膝盖稍屈曲，按摩者以拇指先按顺时针方向按揉阴陵泉约2分钟，再按逆时针方向按揉约2分钟，以局部感到酸胀为佳。

主治：治疗白带增多、颜面或全身水肿、皮肤黄染等。

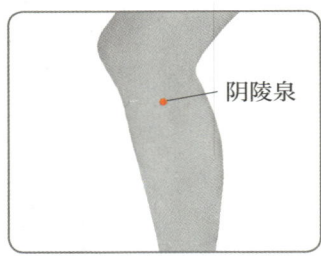
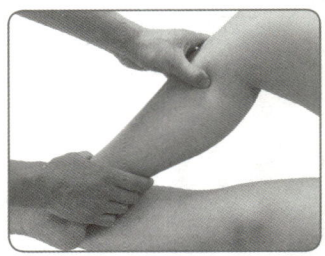

※ 按揉三阴交

位置：小腿内侧，内踝尖直上4横指（3寸），胫骨内侧面后缘处。

按摩方法：被按摩者仰卧，按摩者用拇指先按顺时针方向按揉三阴交2分钟，再按逆时针方向按揉2分钟，以局部有酸胀感为佳。

主治：治疗痛经、经前紧张、月经不调、白带异常等。

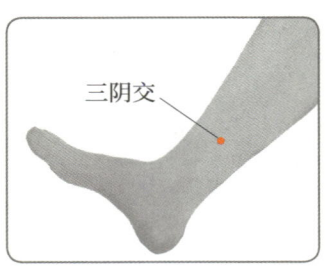
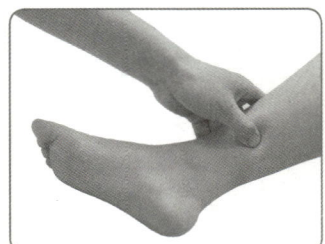

不孕症

生育年龄的夫妻同居2年以上,没有采取任何避孕措施,爱人身体健康,生育功能正常,女方不能受孕者,叫作"女性不孕症"。女子可能伴有月经不调、月经先后不定期、痛经、闭经等症状。对于不孕症,丈夫的理解和关心对妻子来说是至关重要的。

特效穴位按摩

※ 点按关元穴

位置:从肚脐到耻骨上方画一线,将此线5等分,从肚脐往下3/5处取穴。

按摩方法:被按摩者仰卧,按摩者用拇指点按关元穴1分钟,以局部有酸胀感为宜。

主治:治疗月经不调、痛经、闭经、遗精、阳痿、不孕症、低血压、四肢不温、神经衰弱、失眠症、遗尿、尿频等。

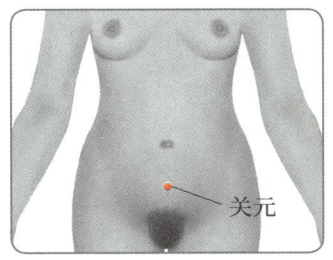
关元

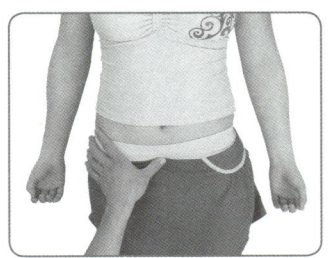

※ 点揉曲骨穴

位置：下腹部，耻骨联合上缘凹陷处。

按摩方法：被按摩者仰卧，按摩者先用拇指点按曲骨穴约2分钟，然后按顺时针方向揉按约2分钟，以局部有酸胀感为佳。

主治：治疗性交疼痛、盆腔炎、宫颈炎、不孕症、遗尿、尿频、尿急、尿痛等。

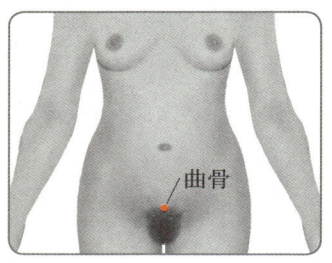
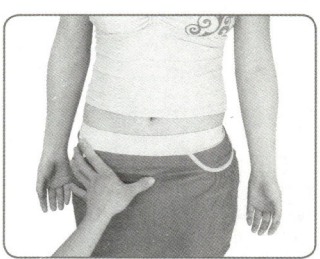

※ 按揉归来、子宫穴

位置：把肚脐和耻骨联合连线5等分，耻骨联合上1等分处旁开2横指宽处为归来穴，4横指宽处为子宫穴。

按摩方法：被按摩者仰卧，按摩者用两手食指、中指按顺时针、逆时针方向各按揉归来和子宫穴2分钟。

主治：治疗妇女不孕、月经不调等。

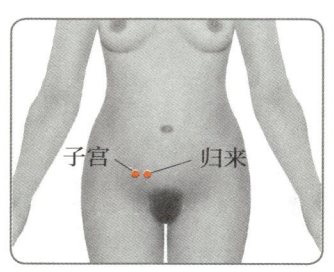
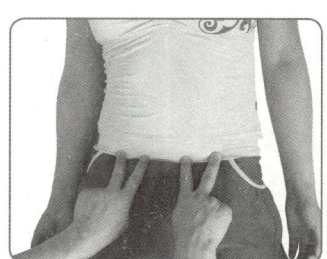

※ 按揉肾俞穴

位置：第2腰椎棘突下旁开2横指宽处，左右各一穴。

按摩方法：被按摩者俯卧，按摩者先用两手拇指按压肾俞穴1分钟，再按顺时针方向按揉1分钟，然后按逆时针方向按揉1分钟，以局部感到酸胀为佳。

主治：治疗月经不调、不孕症、腰酸腿疼等。

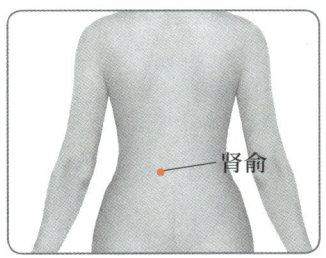
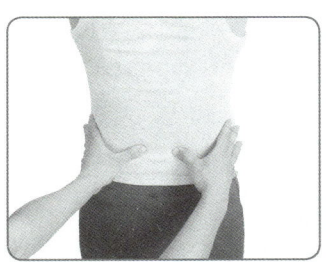

※ 按揉命门穴

位置：腰部，第2腰椎棘突下缘的骨缝中。

按摩方法：被按摩者俯卧，按摩者先用大拇指按顺时针方向按揉命门穴2分钟，再按逆时针方向按揉2分钟。

主治：治疗月经不调、不孕症、腰酸腿软、腰肌劳损、腰椎间盘突出症、棘间韧带炎等。

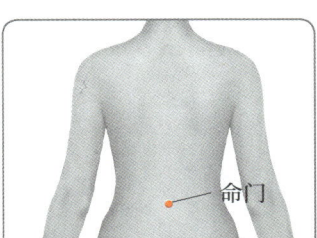
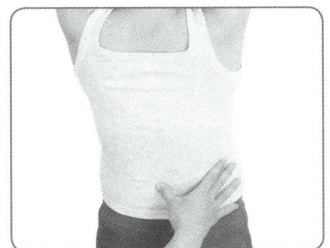

※ 按揉志室穴

位置：第2腰椎棘突下旁开4横指宽处，左右各一穴。

按摩方法：被按摩者俯卧，按摩者先用两手拇指重叠按压志室穴1分钟，再按顺时针方向按揉1分钟，然后按逆时针方向按揉1分钟，以局部感到酸胀为佳，左右两边交替按摩。

主治：治疗不孕不育症、腰背酸痛、腰背部冷痛等。

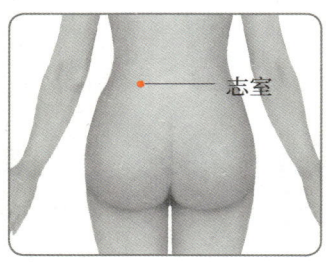
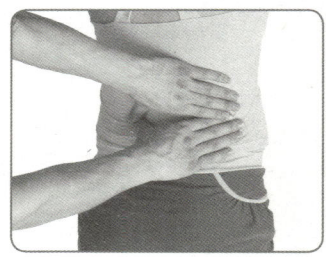

※ 按揉足三里穴

位置：胫骨外侧，膝眼下方约4横指宽处。

按摩方法：被按摩者平躺或膝盖稍屈曲，按摩者先用拇指按顺时针方向按揉足三里约2分钟，再按逆时针方向按揉约2分钟，以局部感到酸胀为佳。

主治：治疗贫血、黄褐斑、不孕不育等。

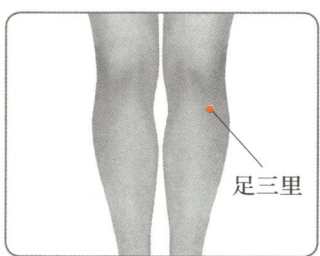
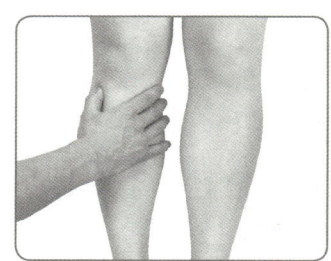

产后腰腹痛

产后腰腹痛指产妇分娩后出现的小腹和腰骶部疼痛,又叫作"儿枕痛"。其主要表现为分娩之后小腹或下腰部隐隐作痛,时痛时好,恶露不尽,严重的女性小腹疼痛剧烈,受凉后加重。虽然丈夫可以通过按压命门等几大穴位来缓解妻子产后腰腹痛,但是毕竟这时妻子的身体十分虚弱,所以如果疼痛加剧就要马上就医。

特效穴位按摩

※ 横擦八髎穴

位置:在骶椎上,分为上髎、次髎、中髎和下髎,左右共8个穴位,分别在第1、2、3、4骶后孔中,合称"八髎穴"。

按摩方法:被按摩者取俯卧位,按摩者一手扶其腰部,另一手紧贴骶部两侧八髎穴处,手掌着力往返横擦骶骨八髎穴处2分钟。

主治:清热利湿,调经止痛,通利二便。治疗腰骶部疼痛等。

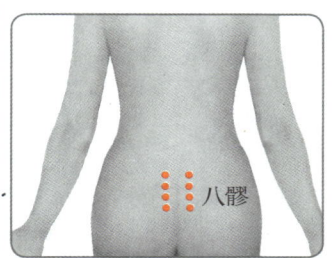
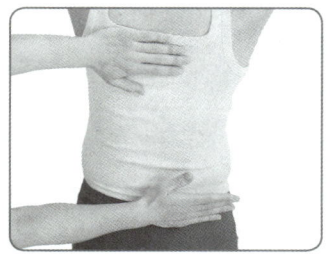

※ 按揉命门穴

位置：腰部，第2腰椎棘突下缘的凹陷中。

按摩方法：被按摩者俯卧，按摩者先用大拇指按顺时针方向按揉命门穴2分钟，再按逆时针方向按揉2分钟，以局部有酸胀感为佳。

主治：强壮腰部肌肉，消除腰背部酸痛，温暖肾阳等。

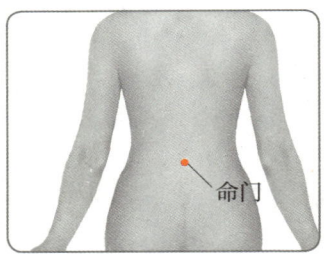
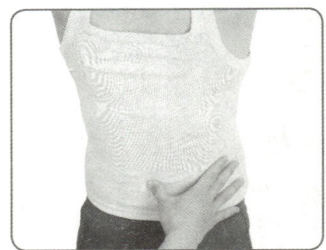

※ 按揉气海穴

位置：肚脐直下约2横指宽处。

按摩方法：被按摩者仰卧，按摩者先用拇指或中指按顺时针方向按揉气海穴约2分钟，再按逆时针方向按揉约2分钟，或用艾条对准气海穴熏到微微发热、皮肤有红晕为止。

主治：治疗产后腰痛、小腹疼痛、月经不调、痛经等。

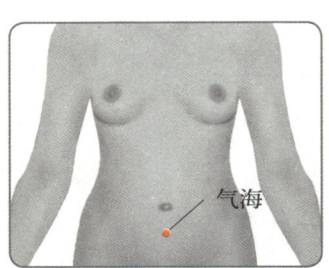
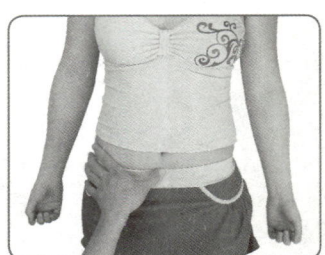

※ 按揉关元穴

位置：把肚脐和耻骨联合连线5等分，从肚脐往下3/5处。

按摩方法：被按摩者仰卧，按摩者站于一侧，用拇指点按关元穴约半分钟，以局部有酸胀感为宜。

主治：治疗产后小腹隐痛、月经不调、痛经、闭经、神经衰弱、失眠症等。

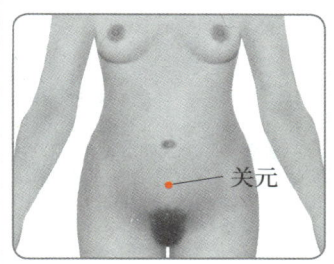
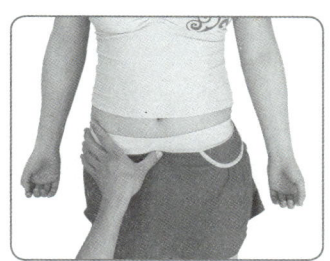

※ 按揉膈俞穴

位置：第7胸椎棘突下旁开2横指宽处，平肩胛小角。

按摩方法：被按摩者取俯卧位，按摩者先用两手拇指按顺时针方向按揉两侧膈俞穴约2分钟，再按逆时针方向按揉约2分钟，以局部按压有酸胀感为宜。

主治：治疗产后恶露不尽、产后腰腹疼痛、贫血等。

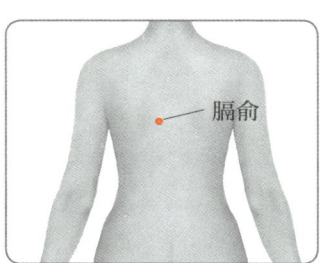
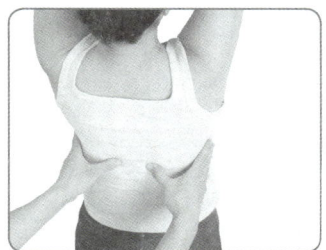

※ 按揉三阴交穴

位置：小腿内侧，内踝尖直上4横指，骨后缘处。

按摩方法：被按摩者仰卧，按摩者先用拇指按顺时针方向按揉两足三阴交各约2分钟，再按逆时针方向按揉2分钟。

主治：治疗月经不调、痛经、产后腰腹部隐痛、产后恶露异常、失眠等。

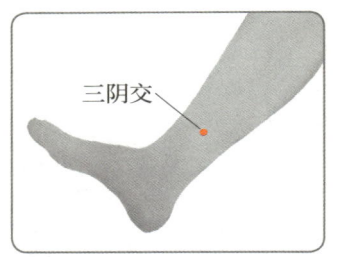
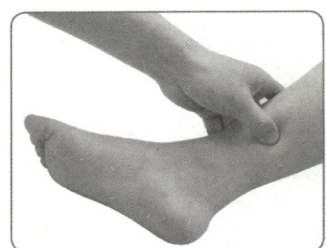

辅助穴位

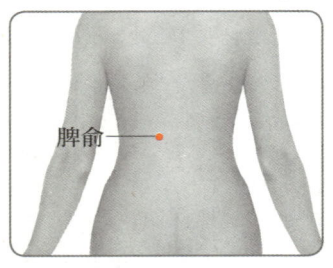
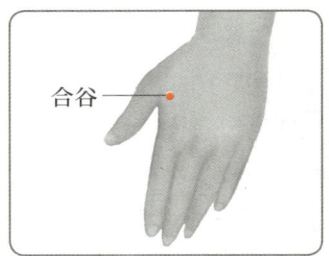

局部按摩

※ 搓腰骶部

被按摩者俯卧，按摩者用掌根从上向下搓腰部正中和两侧肌肉，直到尾骨处，持续5分钟，以发热感向小腹发散为宜。

乳腺增生

乳腺增生是指妇女乳房出现形态、数量、大小不一的硬结肿块，是一种良性的、非炎性的乳腺组织增生性疾病。乳腺增生是女性最常见的乳房疾病，其发病率占乳腺疾病的首位。据调查，有70%～80%的女性都有不同程度的乳腺增生，多见于25～45岁的女性。其主要症状为一侧或两侧乳房同时或相继出现大小不等的类圆形硬的结节肿块，触摸的时候感觉到肿块表面光滑，是可活动的。虽然乳腺增生属于良性疾病，但恶变的可能性也很大，要引起夫妻双方的共同重视。

特效穴位按摩

※ 指推膻中穴

位置：在胸部正中线上，两乳头连线与胸骨中线的交点即是。

按摩方法：被按摩者仰卧，按摩者站于一侧，用拇指自下向上推膻中穴约2分钟，以胀麻感向胸部放散为佳。

主治：治疗胸部疼痛、乳腺增生、乳房疼痛、缺乳症、心悸等。

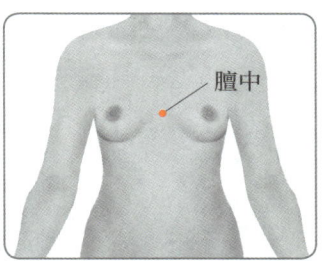
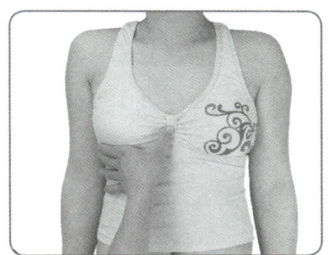

※ 按揉屋翳穴

位置：乳头直上第2肋间隙处。

按摩方法：被按摩者仰卧，按摩者先用双手拇指按顺时针方向按揉两侧屋翳穴约2分钟，再按逆时针方向按揉约2分钟，以有酸胀感为佳。

主治：治疗胸肋胀痛、乳房炎症、乳房胀痛、乳腺增生、咳嗽、气喘、咳吐脓血等。

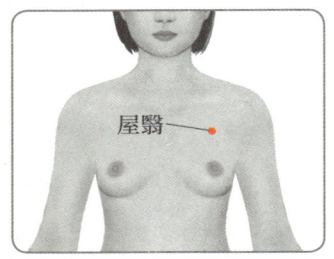
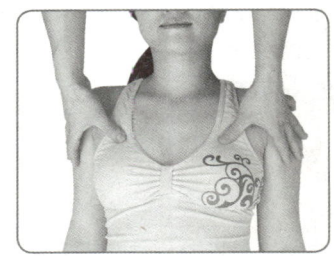

※ 按揉天溪穴

位置：第4肋间隙，前正中线旁开约6寸。

按摩方法：被按摩者仰卧，按摩者先用食指按顺时针方向按揉两侧天溪穴约2分钟，然后按逆时针方向按揉约2分钟，以酸胀感向乳房放散为佳。

主治：治疗乳腺增生、乳房肿块、胸肋满痛等。

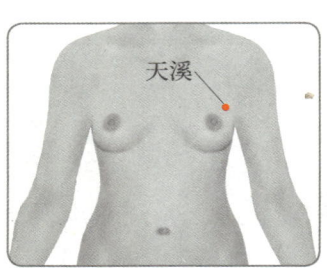
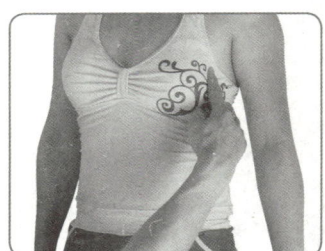

※ 点揉乳根穴

位置：在乳头直下，乳房根部，第5肋间隙。

按摩方法：按摩者先用中指点按被按摩者乳根穴半分钟，然后按顺时针方向按揉乳根穴约1分钟，再按逆时针方向按揉约1分钟，以局部有酸胀感为宜。

主治：治疗乳腺增生、乳房胀痛、乳汁少、咳嗽等。

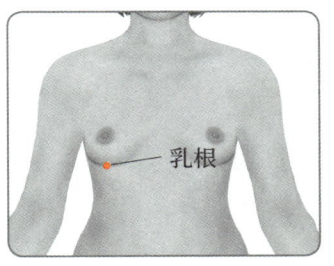
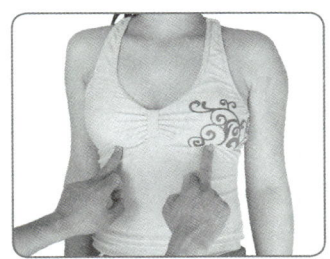

※ 点揉乳四穴

位置：在乳头为中心的垂直线、水平线上，分别距乳头3横指宽处，上下左右各有一穴。

按摩方法：被按摩者仰卧，按摩者先用中指或食指按顺时针方向点揉乳四穴，每穴约1分钟，再按逆时针方向点揉约1分钟。

主治：治疗乳房发育不良、乳腺增生、乳房平坦等。

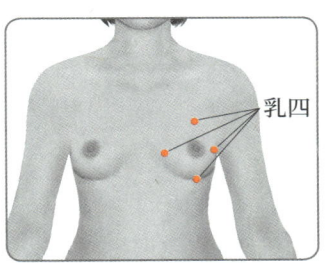
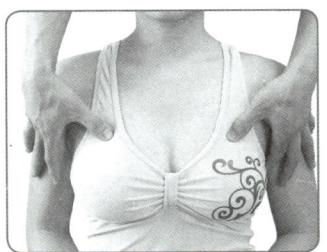

※ 点揉内关穴

位置：手臂的内侧中间，腕关节横纹上约3横指宽处。

按摩方法：按摩者左手托住被按摩者手指，用拇指或食指点按内关穴约1分钟，以酸胀感向腕部和手放散为佳。

主治：治疗胸闷、胸胁痛、呕吐、呃逆、失眠、心烦、心悸、胃炎、偏头痛等。

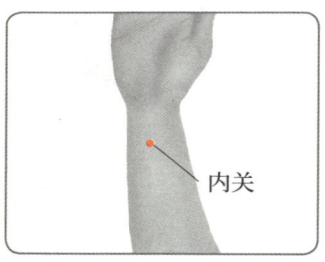
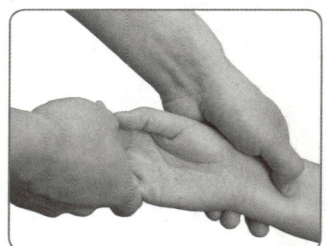

辅助穴位

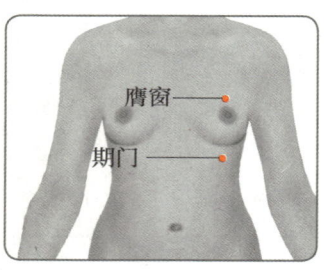
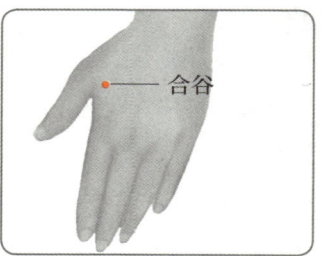

局部按摩

※ 梳理乳房

被按摩者仰卧或取坐位，按摩者双手十指张开，沿乳腺管放射状排列的方向，自外向内地滑动梳理对侧乳房约2分钟。

急性乳腺炎

急性乳腺炎是由细菌感染所致的急性乳房炎症，常在短期内形成脓肿，多由金葡球菌或链球菌沿淋巴管入侵所致。此病多见于产后2~6周哺乳妇女，尤其是初产妇。病菌一般从乳头破口或皲裂处侵入，也可直接侵入引起感染。本病虽然有特效治疗，但发病后乳腺组织破坏引起乳房变形，影响喂奶。因此，对本病的预防重于治疗。在发病初期，可以对伴侣进行穴位按摩，但若化脓就必须马上就医。

特效穴位按摩

※ 指推膻中穴

位置：在胸部正中线上，两乳头连线与胸骨中线的交点即是。

按摩方法：被按摩者仰卧，按摩者站于一侧，用拇指自下向上推膻中穴约2分钟，以胀麻感向胸部放散为佳。

主治：治疗急性乳腺炎、乳腺增生、乳房疼痛、缺乳症、心悸、咳嗽等。

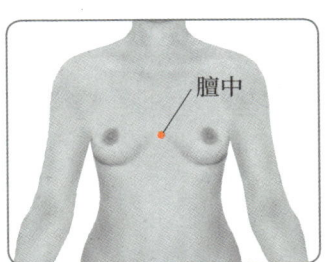
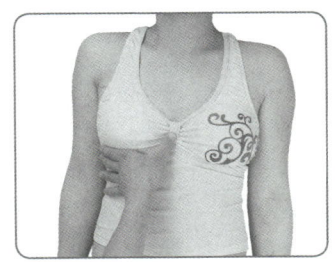

※ 按揉大椎穴

位置：第7颈椎下缘，鼓起最明显的骨头的下缘。

按摩方法：被按摩者取坐位，低头，按摩者站于其身后，用大拇指先按顺时针方向按揉大椎穴约2分钟，再按逆时针方向按揉约2分钟，以局部感到酸胀为佳。

主治：治疗急性乳腺炎、乳腺增生、感冒等。

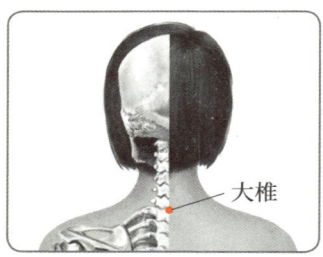
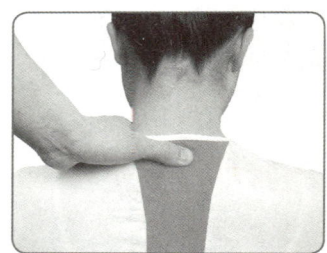

※ 按揉肩井穴

位置：后颈根部第7颈椎与肩峰之间的中点。

按摩方法：被按摩者取坐位，按摩者先用双手拇指按压肩井穴约1分钟，然后按揉约2分钟，以局部感到酸胀为佳。

主治：治疗急性乳腺炎、乳房红肿疼痛、颈椎活动受限、肩背部酸痛、肩周炎、肩膀疼痛、不能伸举等。

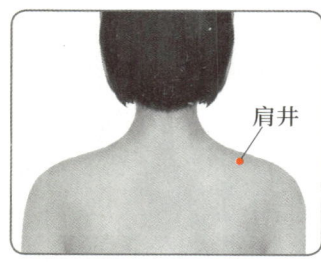
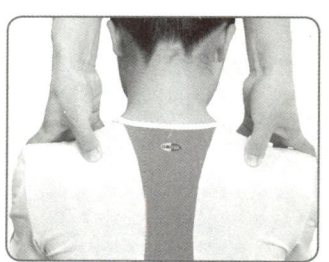

※ 按揉天宗穴

位置：两手食指、中指、无名指、小指搭在被按摩者肩膀上，拇指自然向下，拇指指端所指部位。

按摩方法：被按摩者取坐位或俯卧，按摩者两手拇指先按顺时针方向轻轻按揉天宗穴1分钟，再按逆时针方向按揉1分钟。

主治：治疗急性乳腺炎、肩胛部疼痛等。

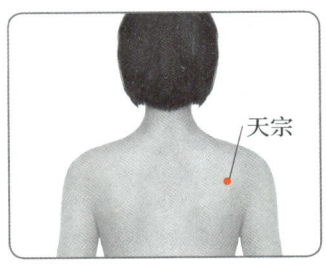
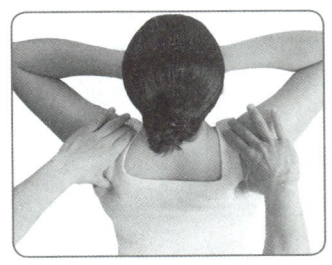

※ 点按鱼际穴

位置：掌心向上，在大鱼际肌肉最丰厚处。

按摩方法：按摩者用拇指点按被按摩者鱼际穴2分钟，以酸胀感向上窜为最佳效果。

主治：治疗急性乳腺炎、乳房肿胀疼痛、咳嗽、咯血、咽喉肿痛、发热、扁桃体炎等。

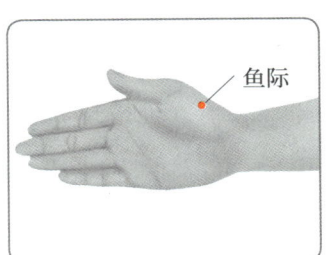
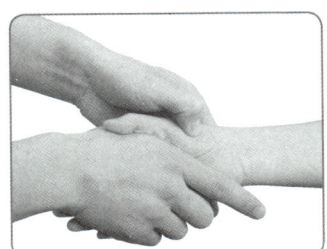

※ 掐揉合谷穴

位置：手背部，拇指与食指的根部交接处，肌肉最高点。

按摩方法：按摩者用一手握住被按摩者一手手掌，拇指指腹掐揉被按摩者合谷穴30下，两手交替。

主治：治疗急性乳腺炎、鼻窦炎、头痛、牙痛、青春痘、眼睛疲劳、喉咙疼痛、耳鸣、面部神经麻痹等。

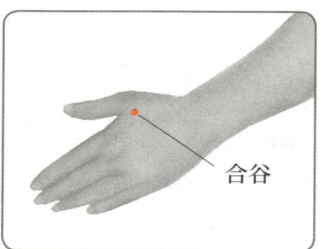
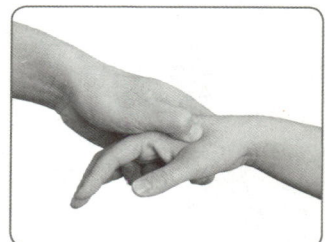

辅助穴位

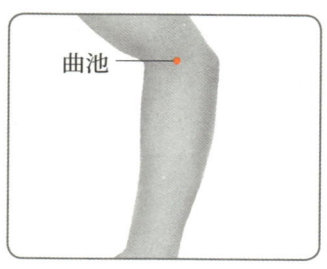
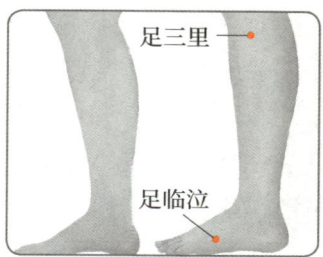

局部按摩

※ 拍击上肢

按摩者用一手掌自患侧肩部逐渐拍至肘部，再由下向上拍，反复操作5分钟，至患侧上臂皮肤轻度潮红为止。

更年期综合征

女性45~55岁,卵巢功能逐渐衰退直至丧失,生殖器官开始萎缩,功能也逐渐衰退,在此期间表现出的一系列程度不同的雌激素分泌减少、自主神经功能紊乱的症候群统称为"更年期综合征"。主要表现有:面部潮红、汗出头晕、心悸、血压忽高忽低,伴有眩晕、记忆力减退、失眠、焦虑、抑郁、易激动等症状。

特效穴位按摩

※ 点揉四神聪穴

位置:在头顶部,两耳尖连线的中点就是百会穴,百会穴前、后、左、右各1寸处,共4个穴位,统称"四神聪"。

按摩方法:被按摩者取坐位,按摩者用双手的食指和中指分别对准四神聪的4个穴位,持续点揉1分钟,以局部有酸胀感为佳。

主治:治疗神经衰弱、失眠不寐、眩晕、健忘、耳鸣、耳聋等。

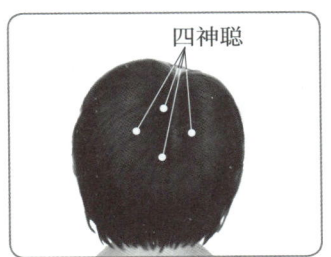
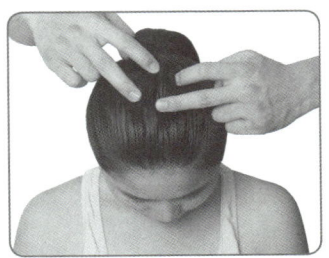

※ 点揉百会穴

位置：两耳尖连线与前后正中线交点。

按摩方法：被按摩者取坐位，按摩者在其后面，用拇指按压百会穴半分钟，先按顺时针方向按揉1分钟，再按逆时针方向按揉1分钟，以酸胀感向头部四周放散为佳。

主治：治疗更年期健忘、耳鸣、失眠、痔疮、泄泻等。

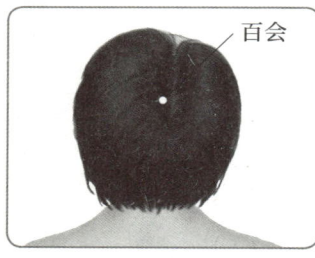
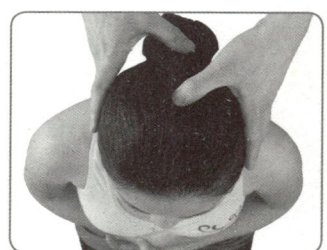

局部按摩

※ 调补神阙

被按摩者取仰卧位，按摩者将手掌放于被按摩者脐上，做逆时针和顺时针方向的交替揉动，逆多顺少为调补，持续操作约5分钟。注意力度要柔和。

※ 捏脊

被按摩者取俯卧位，按摩者两手三指中节桡侧横抵于皮肤，拇指置于三指下方，于骶尾部长强处用两手捏拿肌肤，循脊椎渐移至大椎穴，反复操作4～7遍。

遗精

遗精是指不因性交而精液自行泄出的病症，有生理性与病理性的不同。中医将精液自遗现象称为"遗精"或"失精"。有梦而遗者名为"梦遗"，无梦而遗，甚至清醒时精液自行滑出者为"滑精"。其主要症状为每周遗精2次以上，甚至一夜几次。有些人伴有阳事易举，但过早射精。遗精并不只出现在青春期，结婚以后也会有遗精的情况发生，每月1~2次遗精属于正常现象，如果过多就要引起夫妻双方的重视。

特效穴位按摩

※ 点按关元穴

位置：从肚脐到耻骨上方画一线，将此线5等分，从肚脐往下3/5处为此穴。

按摩方法：被按摩者仰卧，按摩者站于一旁，用拇指点按关元穴1分钟，以局部有酸胀感为宜。

主治：治疗遗精、阳痿、低血压、四肢不温、神经衰弱、失眠症、遗尿、尿频、月经不调、痛经等。

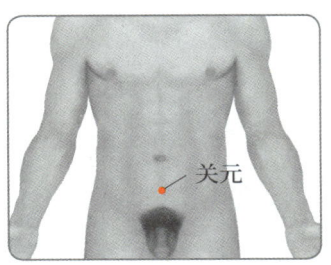
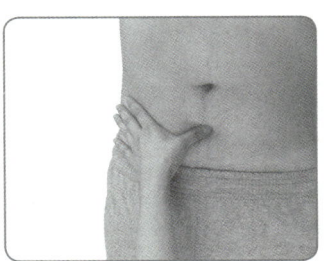

※ 按揉三阴交穴

位置：内踝尖直上4横指，腓骨内侧面后缘处。

按摩方法：被按摩者仰卧，按摩者用拇指先按顺时针方向按揉三阴交2分钟，再按逆时针方向按揉2分钟，以局部有酸胀感为佳。

主治：治疗失眠、心悸、心慌、高血压、月经不调、痛经、阳痿、遗精等。

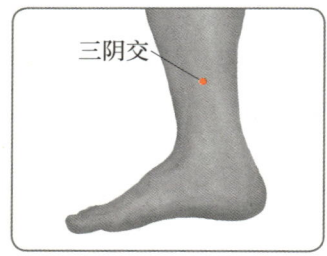
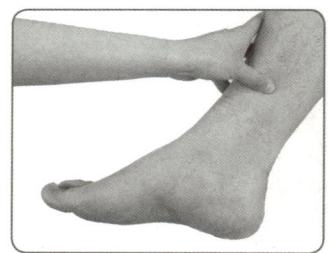

※ 按揉肾俞穴

位置：第2腰椎棘突下旁开2横指宽处，左右各一穴。

按摩方法：被按摩者俯卧，按摩者先用两手拇指按压肾俞穴1分钟，再按顺时针方向按揉1分钟，然后按逆时针方向按揉1分钟，以局部感到酸胀为佳。

主治：治疗阳痿、遗精、早泄等。

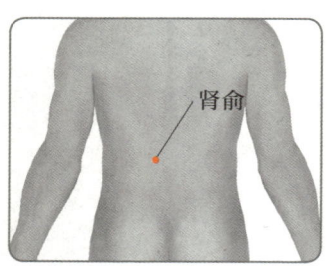
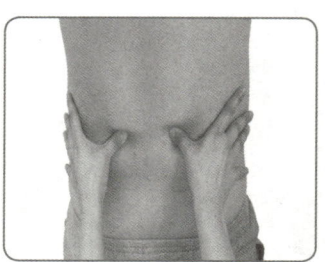

※ 按揉心俞穴

位置：肩胛骨内侧，第5胸椎棘突下旁开2横指宽处。

按摩方法：被按摩者俯卧，按摩者站于一旁，双手拇指先按顺时针方向按揉心俞穴2分钟，再按逆时针方向按揉2分钟，以局部感觉酸胀、发热为佳。

主治：治疗梦遗、失眠、健忘、盗汗、癫痫等。

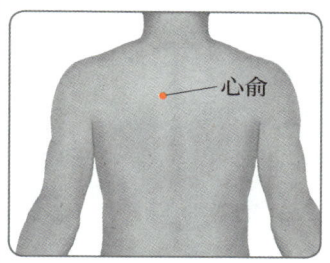
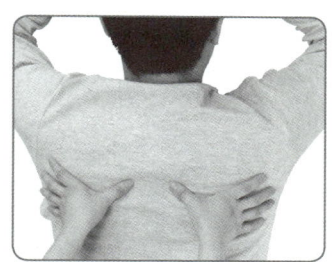

※ 按揉命门穴

位置：腰部，第2腰椎棘突下缘的凹陷中。

按摩方法：被按摩者俯卧，按摩者用大拇指先按顺时针方向按揉命门穴2分钟，再按逆时针方向按揉2分钟，以局部有酸胀感为佳。

主治：治疗阳痿、滑精、早泄、小腹冷痛等。

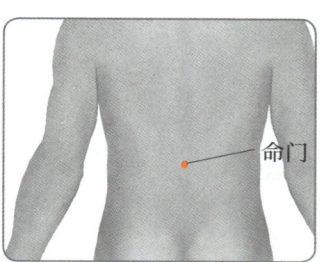
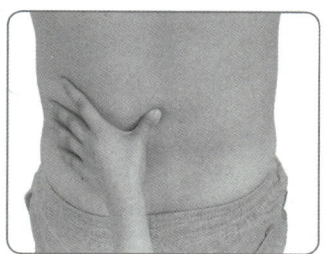

※ 点揉神门穴

位置：掌心向上，前臂靠小指侧的腕横纹上。

按摩方法：按摩者用左手拇指点按被按摩者右手神门穴约1分钟，左右手交替进行，以局部有酸胀感为佳。

主治：治疗失眠、多梦、神经衰弱、心慌、精神分裂症、梦遗等。

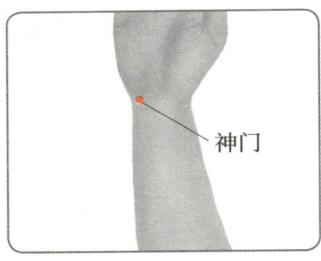

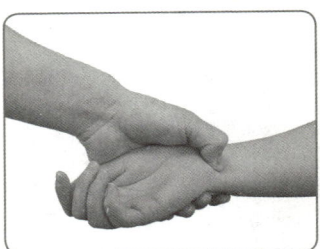

小贴士

遗精者食疗之芡实核桃莲子粥：芡实研粉50克，核桃仁（上锅文火炒焦研粉）30克，莲子肉30克（先用温水浸泡20分钟），大红枣10枚（生去核）。先用凉开水将芡实粉、核桃仁粉打糊，将莲子肉、红枣煮熟，将粉糊放入滚开汤水中，离火，待温后加入少量糖服用。此品有补脾益肾、固精止遗的作用，能很好地治疗遗精。

遗精者生活中的注意事项：

1.注意精神调养，避免色情刺激。

2.避免过度紧张，丰富文体生活，加强体质锻炼。

3.节制性欲，戒除手淫。

阳痿、早泄

早泄是男性性功能障碍的表现之一，长期的早泄则易导致阳痿。阳痿是指阴茎勃起功能障碍，房事困难。阳痿主要表现为性生活时阴茎不能勃起。早泄主要表现为阴茎在接触女性生殖器而未插入阴道前就发生射精或射精过早、过快。当男性发生阳痿、早泄时，会产生自卑感，这时伴侣的理解和宽慰非常重要。

特效穴位按摩

※ 按揉八髎穴

位置：骶椎4等分，分别为上髎、次髎、中髎和下髎，左右共8个穴位，分别在第1、2、3、4骶后孔中，合称"八髎穴"。

按摩方法：被按摩者俯卧，按摩者用拇指点按八髎穴10秒钟，然后用手掌根紧贴一侧八髎穴处，自上而下按揉至尾骨两旁约1分钟。

主治：治疗腰骶部疼痛、腰骶部韧带扭伤、腰肌劳损、早泄等。

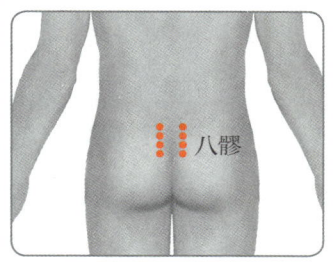
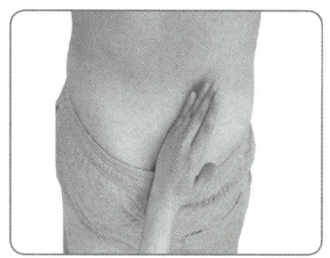

※ 按揉命门穴

位置：腰部，第2腰椎棘突下缘的凹陷中。

按摩方法：被按摩者俯卧，按摩者用大拇指先按顺时针方向按揉命门穴2分钟，再按逆时针方向按揉2分钟，以局部有酸胀感并向周围发散为佳。

主治：治疗阳痿、滑精、早泄、小腹冷痛等。

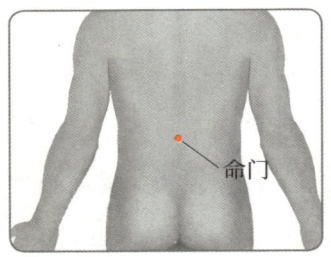
命门

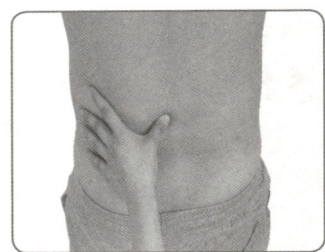

※ 点按关元穴

位置：从肚脐到耻骨上方画一线，将此线5等分，从肚脐往下3/5处取穴。

按摩方法：被按摩者仰卧，按摩者站于一旁，用拇指点按关元穴1分钟，以局部有酸胀感为宜。

主治：治疗遗精、阳痿、早泄、遗尿、尿频等。

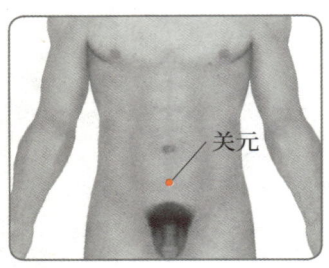
关元

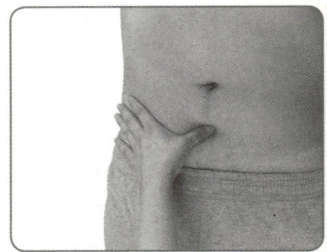

※ 按揉肾俞穴

位置：第2腰椎棘突下旁开2横指宽处，左右各一穴。

按摩方法：被按摩者俯卧，按摩者先用两手拇指按压肾俞穴1分钟，再按顺时针方向按揉1分钟，然后按逆时针方向按揉1分钟，以局部感到酸胀为佳。

主治：治疗阳痿、遗精、早泄等。

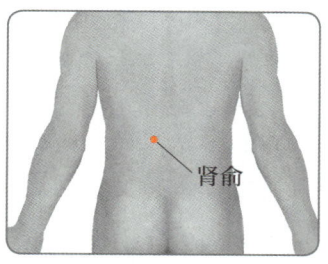
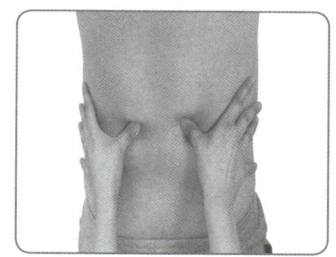

※ 按揉三阴交穴

位置：内踝尖直上4横指，胫骨内侧面后缘处。

按摩方法：被按摩者仰卧，按摩者用拇指先按顺时针方向按揉三阴交2分钟，再按逆时针方向按揉2分钟，以局部有酸胀感为佳。

主治：治疗失眠、心悸、心慌、高血压、月经不调、痛经、阳痿、遗精等。

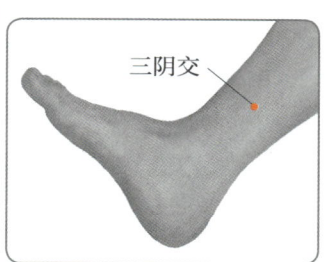
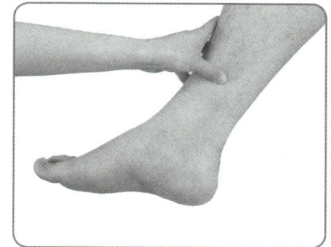

辅助穴位

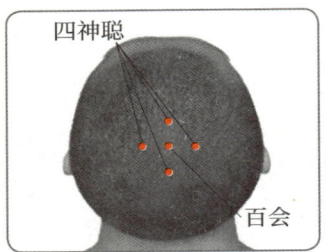
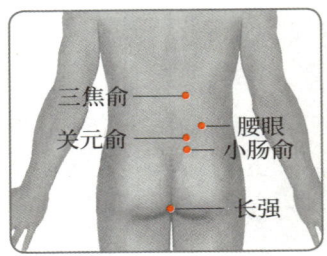

局部按摩

※ 按揉腹部

被按摩者仰卧，按摩者用一手掌按揉小腹2分钟。再按揉阴茎根部上方的凹陷及阴茎根部两侧，用力逐渐加重，用力向尾骨方向按揉3分钟。

※ 提拉阴茎

被按摩者仰卧，按摩者用双手食指、中指扶住阴茎，相对用力轻轻搓移，由根部向阴茎头移动，再捏住阴茎头向上提拉几下，用力不宜重，然后再搓、再提拉，反复做5次。

※ 按压阴囊

被按摩者仰卧，按摩者双手掌将阴囊夹住，相对合掌轻按压，力量先轻柔，逐渐缓缓加至稍重的程度，以出现胀痛感而对方能忍受为度，每次50下。然后用中指指腹点按会阴穴，做震颤1分钟以上。

慢性前列腺炎

慢性前列腺炎是男性泌尿生殖系统常见病，也是一种发病率非常高（4%～25%）且让人十分困惑的疾病，接近50%的男性在其一生中的某个时刻将会遭遇到前列腺炎症状的影响。由于其病因、病理改变，临床症状复杂多样，并对男性的性功能和生育功能有一定影响，所以严重地影响了患者的生活质量。慢性前列腺炎多发于青壮年，以男性出现尿频、尿急、尿痛或小便淋漓不尽，尿道口有时可见白色分泌物等为主要症状。由于药物不能向前列腺内渗透，所以治疗的困难很大，但通过穴位按摩却能有效地治疗慢性前列腺炎。

特效穴位按摩

※ 点揉大敦穴

位置：位于足大趾外侧端，趾甲根角部。

按摩方法：被按摩者仰卧，按摩者用拇指指甲掐按大敦穴3分钟。

主治：治疗慢性前列腺炎、阴疝、阴部肿痛、闭经、崩漏等。

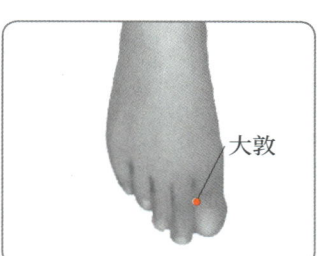
大敦

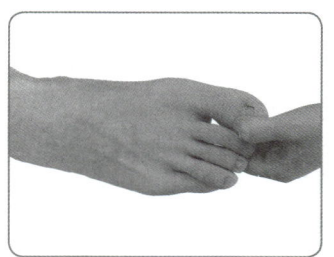

※ 按揉曲泉穴

位置：屈膝时膝内侧的横纹端。

按摩方法：被按摩者仰卧屈膝，按摩者用拇指按揉曲泉穴3分钟。

主治：治疗泌尿生殖系统疾病，如阳痿、遗精、慢性前列腺炎等。

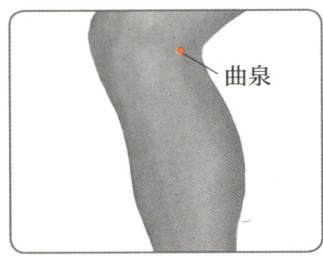
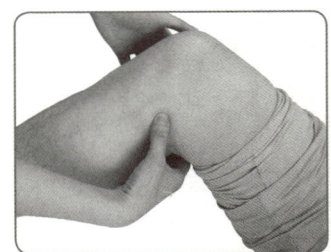

※ 按揉关元穴

位置：从肚脐到耻骨上方画一线，将此线5等分，从肚脐往下3/5处。

按摩方法：被按摩者仰卧，按摩者站于一侧，先按顺时针方向按揉关元穴2分钟，再按逆时针方向按揉2分钟。

主治：治疗慢性前列腺炎、小便淋漓不尽等。

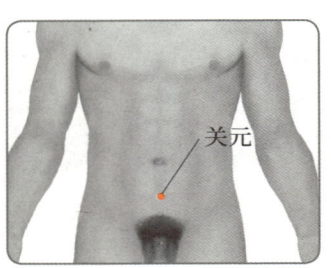
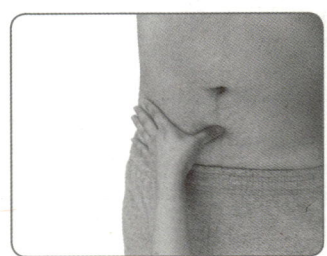

※ 按揉肾俞穴

位置：第2腰椎棘突下旁开2横指宽处，左右各一穴。

按摩方法：被按摩者俯卧，按摩者先用两手拇指按压肾俞穴1分钟，再按顺时针方向按揉1分钟，然后按逆时针方向按揉1分钟，以局部感到酸胀为佳。

主治：治疗慢性前列腺炎、阳痿、早泄、小便不利等。

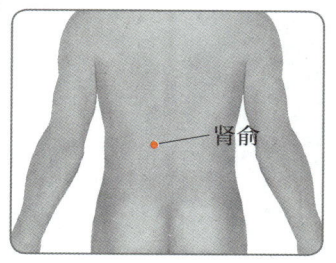
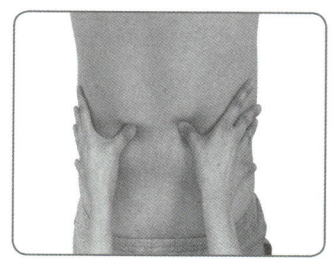

※ 按揉三阴交穴

位置：小腿内侧，内踝尖直上4横指，骨后缘处。

按摩方法：被按摩者仰卧，按摩者用拇指先按顺时针方向按揉三阴交2分钟，再按逆时针方向按揉2分钟，以局部有酸胀感为佳。

主治：治疗失眠、心悸、心慌、高血压、月经不调、痛经、阳痿、遗精、前列腺炎、小便不利等。

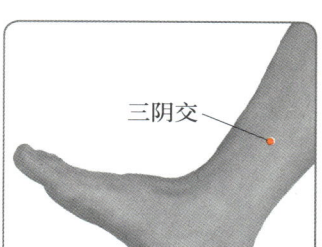
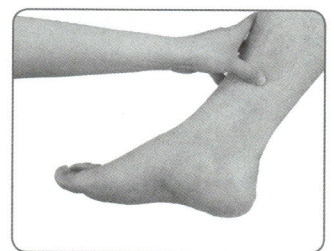

※ 搓涌泉穴

位置：将脚底弓起，脚掌前中1/3凹陷处。

按摩方法：被按摩者仰卧，按摩者双手握脚，用两大拇指从足跟向足尖搓涌泉穴约1分钟，然后按揉约1分钟。

主治：治疗慢性前列腺炎，女性闭经、痛经、不孕，发热，鼻子不适，过敏，腹泻等。

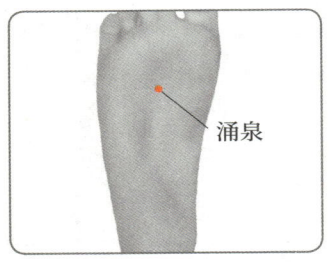
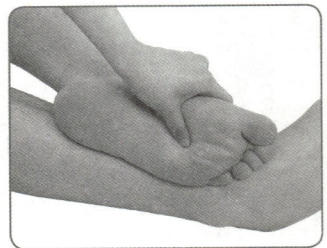

✿ 辅助穴位

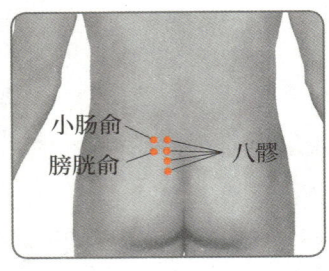
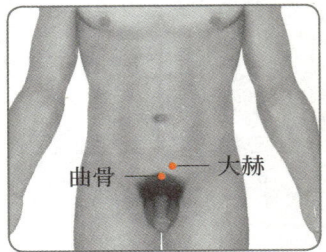

性冷淡

性冷淡又叫作"性欲减退"，是指生育年龄夫妇婚后居住在一起，男性或女性3个月以上无主动性要求，或者对其配偶的性爱行为反应迟钝、淡漠，甚至逐渐产生厌倦或拒绝性生活的情况。引起性冷淡的原因主要是精神心理因素，通过夫妻相互按摩可以很好地增进夫妻感情，治疗因精神心理因素造成的性冷淡，增强性激情。

特效穴位按摩

男性性冷淡按摩主穴

※ 揉擦八髎穴

位置：骶椎4等分，分别为上髎、次髎、中髎和下髎，左右共8个穴位，分别在第1、2、3、4骶后孔中，合称"八髎穴"。

按摩方法：被按摩者俯卧，按摩者用拇指点按八髎穴各约10秒钟，然后用手掌根紧贴骶部一侧八髎穴处，自上而下揉擦至尾骨两旁约1分钟，两边交替进行。

主治：治疗性冷淡、阳痿、遗精、小便不利、腰骶部疼痛等。

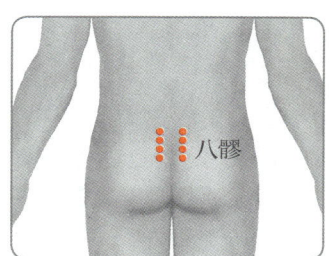
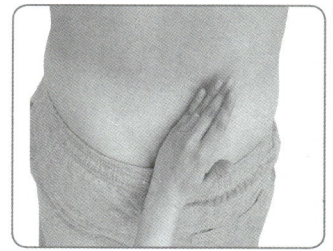

※ 点揉曲骨穴

位置：下腹部，在耻骨联合上缘凹陷处。

按摩方法：被按摩者仰卧，按摩者先用拇指点按曲骨穴约2分钟，再按顺时针方向揉按约2分钟，以局部有酸胀感为佳。

主治：治疗阴茎持续勃起或阳痿、性欲淡漠、遗精、早泄或不能射精、前列腺炎、遗尿等。

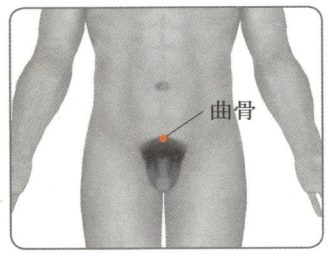
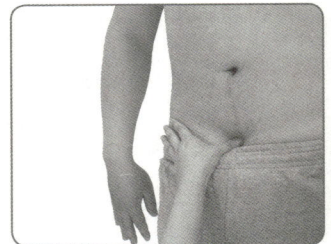

※ 按揉肾俞穴

位置：第2腰椎棘突下旁开2横指宽处，左右各一穴。

按摩方法：被按摩者俯卧，按摩者先用两手拇指按压肾俞穴1分钟，再按顺时针方向按揉1分钟，然后按逆时针方向按揉1分钟，以局部感到酸胀为佳。

主治：治疗性欲淡漠、遗精、早泄、腰酸腿疼、下肢肿胀、阳痿、女子月经不调等。

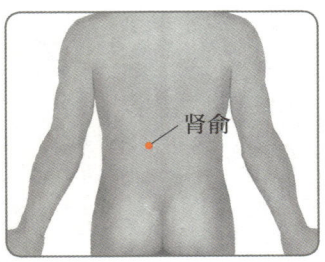
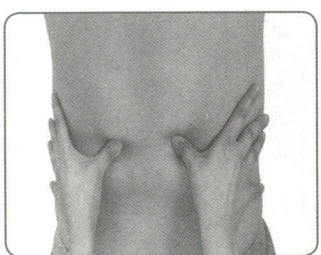

※ 按揉命门穴

位置：腰部，第2腰椎棘突下缘的凹陷中。

按摩方法：被按摩者俯卧，按摩者用大拇指先按顺时针方向按揉2分钟，再按逆时针方向按揉2分钟。

主治：治疗性欲淡漠、阳痿、滑精、早泄、月经不调、小腹冷痛等。

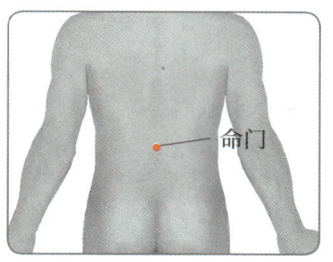
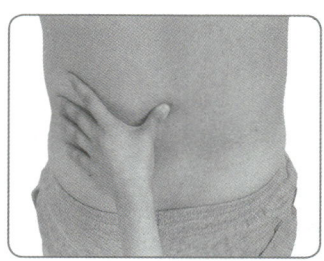

※ 点按关元穴

位置：从肚脐到耻骨上方画一线，将此线5等分，从肚脐往下3/5处为此穴。

按摩方法：被按摩者仰卧，按摩者用拇指点按关元穴1分钟，以局部有酸胀感为宜。

主治：治疗性冷淡、遗尿、尿频、女性月经不调等。

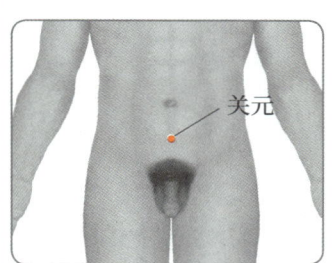
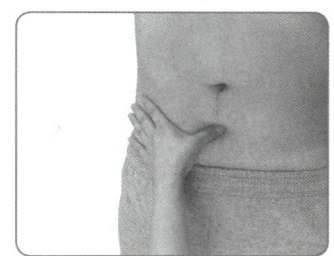

女性性冷淡按摩主穴

※ 按揉中极穴

位置：肚脐和耻骨联合连线5等分，耻骨联合上1等分处。

按摩方法：被按摩者仰卧，按摩者先用拇指或中指按压中极穴约1分钟，再按顺时针、逆时针方向各按揉1分钟。

主治：治疗性欲亢进或减弱、带下病、闭经等。

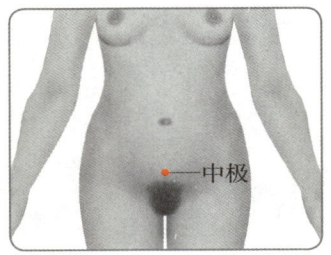
中极

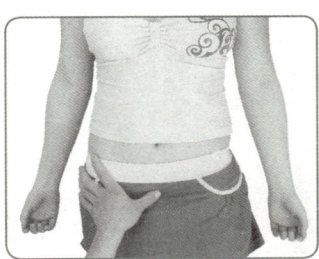

※ 点按关元穴

位置：从肚脐到耻骨上方画一线，将此线5等分，从肚脐往下3/5处取穴。

按摩方法：被按摩者仰卧，按摩者站于一旁，用拇指或中指点按关元穴1分钟，以局部有酸胀感为宜。

主治：治疗性功能障碍、神经衰弱、失眠症等。

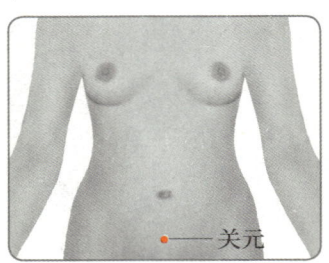
关元

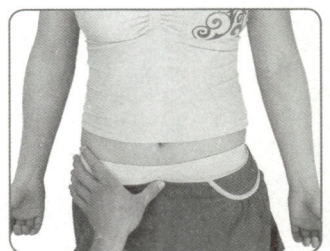

※ 按揉归来、子宫穴

位置：把肚脐和耻骨联合连线5等分，耻骨联合上1等分处旁开2横指宽处为归来穴，4横指宽处为子宫穴。

按摩方法：被按摩者仰卧，按摩者用两手食指、中指按顺时针、逆时针方向各按揉归来和子宫穴2分钟。

主治：治疗妇女不孕、月经不调、性功能障碍等。

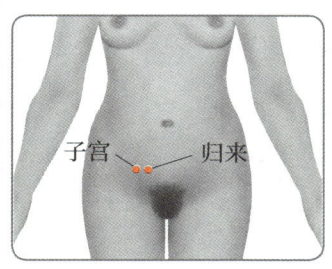
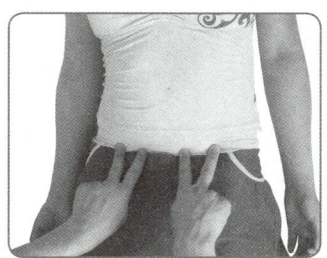

※ 点按会阳穴

位置：在尾骨端旁开1小指宽处。

按摩方法：被按摩者俯卧，按摩者用拇指轻轻点按会阳穴约2分钟，以有酸胀感能忍受为宜。

主治：治疗性功能障碍、遗尿、阴痛、阴痒、阴部潮湿多汗、脱肛、月经不调等。

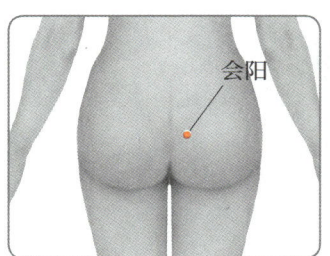
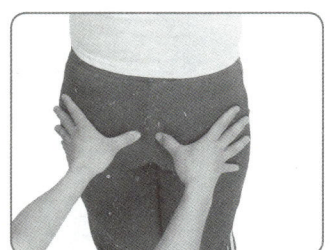

10分钟快速祛病
拍打经络祛百病

文图提供

北京阳光图书工作室

北京文慧文化传播有限公司

视觉中国

封面设计

周正